◎ 尤剑鹏 李彤 张曼 主编

瑶医优势病种诊疗操作指南

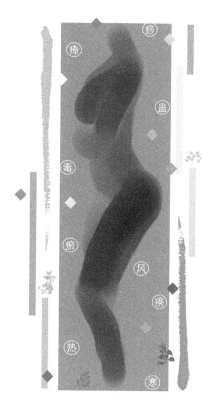

广西科学技术出版社

·南宁·

图书在版编目（CIP）数据

瑶医优势病种诊疗操作指南 / 尤剑鹏，李彤，张曼主编 . —南宁：广西科学技术出版社，2020.2（2024.1 重印）
ISBN 978-7-5551-1292-1

Ⅰ.①瑶… Ⅱ.①尤… ②李… ③张… Ⅲ.①瑶医—诊疗—指南 Ⅳ.①R295.1-62

中国版本图书馆CIP数据核字（2019）第288922号

瑶医优势病种诊疗操作指南

尤剑鹏　李彤　张曼　主编

策划编辑：罗煜涛　　　　　　　　　　责任校对：唐一雄
责任编辑：李　媛　　　　　　　　　　责任印制：韦文印
封面设计：韦娇林

出 版 人：卢培钊　　　　　　　　　　出版发行：广西科学技术出版社
社　　址：广西南宁市东葛路66号　　邮政编码：530023
网　　址：http://www.gxkjs.com
印　　刷：北京虎彩文化传播有限公司

开　　本：787 mm×1092 mm　1/16
字　　数：270千字　　　　　　　　　印　　张：13.75
版　　次：2020年2月第1版　　　　　印　　次：2024年1月第2次印刷
书　　号：ISBN 978-7-5551-1292-1
定　　价：98.00元

编委会

主 编 简 介

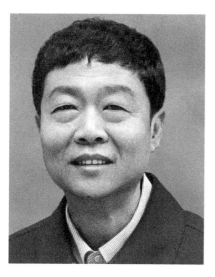

尤剑鹏，博士，二级教授，主任医师，硕士研究生导师。广西中医药大学原党委书记，广西中医药大学临床医学专业建设指导委员会主任委员。1983年毕业于中山大学（原中山医学院）医疗系，毕业后到广西壮族自治区南溪山医院工作，历任外科医师，大外科副主任、主任，院长助理，院长兼党委副书记，院长兼党委书记；1995年到美国做访问学者；2007年4月任广西壮族自治区卫生厅党组成员、副厅长；2015年6月起先后任广西中医药大学党委委员、常委、书记。先后主持广西重点研发计划、广西科技项目软科学研究、广西壮族自治区卫生健康委员会专项课题等多项省部级课题，获得广西地方标准立项2项；在中文核心学术期刊等发表论文20余篇；主编或参编著作、教材多部；申请专利10余件，其中获得授权实用新型专利2件、软件著作权1项；获2019年中国民族医药学会科学技术奖一等奖1次。

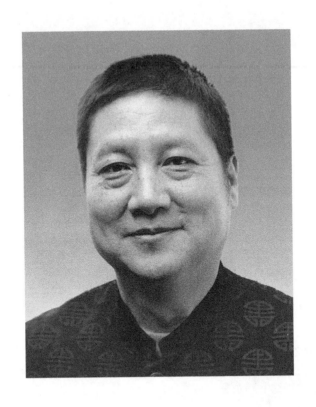

　　李彤，二级教授，瑶医主任医师，瑶医学博士后导师、硕士研究生导师，广西名中医，瑶医三项省级非物质文化遗产传承人，千家峒瑶医流派第十七代传承人。现任广西中医药大学瑶医药学院副院长（主持工作），在瑶医学领域有较高造诣，是我国瑶医药学科带头人，获得国家先进民族医药工作者称号，广西"十百千"人才工程人选，2003年10月至2005年10月入选中共中央组织部、教育部、科学技术部、中国科学院联合实施的"西部之光"访问学者，公派到中国医学科学院北京协和医院、新加坡国立大学（National University of Singapore）做高级访问学者2年。承担国家级、省部级、市厅级科研课题38项，发表专业论文200多篇，主编和参编专著34部，其中《中国瑶医学》《实用瑶医学》《观目诊病》等专著填补国内空白，获同行高度评价。获得省部级、市厅级科学技术进步奖10多项，获得国家发明专利10项。主持制定国家地方标准7次，获得广西壮族自治区人民政府办公厅授予广西重要技术标准项目奖。

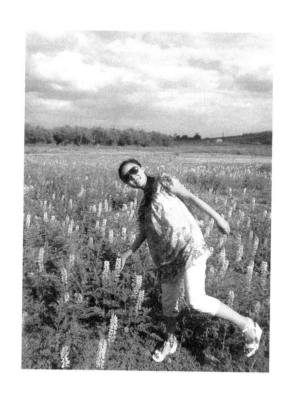

张曼，副教授，医学博士，湖南中医药大学博士后。现任广西中医药大学瑶医药学院临床教研室副主任、中国民族医药学会瑶医药分会常务理事、中华中医药学会外科分会青年委员、中国民族医药学会医养结合分会常务理事、广西中医药学会外治分会委员、广西中西医结合学会外科分会委员。2019年入选广西高等学校千名中青年骨干教师培育计划。博士研究生毕业以来，长期从事瑶医药理论与实验研究工作，主持广西自然科学基金项目2项，参与国家自然科学基金项目6项、广西自然科学基金项目5项；主编著作2部，副主编著作1部，作为编委参编著作2部；发表学术论文40余篇，其中发表在SCI论文2篇，发表在核心期刊18篇；申请专利20件，其中获得授权发明专利1件，实用新型专利6件；申请软件数据库2件，均已进行登记；参与撰写广西地方标准3项，获得广西壮族自治区人民政府办公厅授予广西重要技术标准项目奖；获得广西科学技术进步奖三等奖1项，中国民族医药学会一等奖1项、二等奖1项。

　　本书由广西壮族自治区科技计划项目"浆朋比等2种瑶医优势病种诊疗规范研究（项目编号：桂科AB17195015）"、广西壮族自治区卫生健康委员会民族医药十大工程项目"国内外瑶医药文献挖掘整理与展示"联合资助出版。

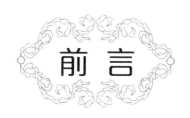

前 言

瑶医药是瑶族人民在长期的生产、生活和医疗实践中，逐步形成的具有鲜明民族特色、地域特点及独特理论体系、临床特点的民族传统医学，不仅在历史上为本民族的健康繁衍做出巨大的贡献，而且至今仍是广大瑶族地区群众赖以防病治病的有效手段和方法之一，也是瑶族地区民族卫生医疗保健事业的重要支柱。

瑶族是中华民族大家庭中一个古老而富有特色的少数民族，源于远古时代的"九黎""三苗"部落，居住在黄河下游和长江中游一带，后逐渐迁到岭南。瑶族先民长期居住在生活条件极其艰苦的环境中，海拔高，纬度低，气候寒冷潮湿，暑湿相搏；山林石洞，猛兽毒蛇潜居，鸟道羊肠，虫蜇外伤难免。风湿痹痛、痧、瘴、蛊、毒等为常见病、多发病。瑶族人民生活在上述环境之中，在漫长的历史岁月里，在与疾病伤痛做斗争及抵御虫蛇猛兽侵袭的实践过程中，逐渐熟悉和掌握动植物的属性及功能，不断地探索和总结，积累了不少治病医伤的有效诊治方法和方药。这些掌握治疗疾病的方法和经验的人，被称为瑶医，所用的药物称为瑶药，并以师传徒、父传子、母传女的口传方式代代相传，同时又不断地吸收其他民族的医疗经验来提高自己的医术，初步形成了具有本民族特色的医药理论，为本民族的健康做出了贡献。中华人民共和国成立后，推行民族平等政策，使少数民族的科学文化素质不断提高。党和国家鼓励继承和发扬民族医药，非常重视少数民族医药的发展，使得瑶族人民的医药卫生事业得到了前所未有的飞跃发展。不仅对瑶医民间治疗疾病在理论和实践上进行了全面的总结整理，而且有了专门的科研机构及临床基地，专门的瑶医药中、高级科技人员，对瑶医药更多地应用现代科学技术手段，进一步开展了生物化学、药理、临床等研究与开发，瑶医药在新的历史阶段呈现蓬勃的生命力。

瑶族人民通过长期、大量的医疗实践，形成了具有独特的民族特色的医疗理论体系，包括盈亏平衡论、症同疾异论、三元和谐论、气一万化论、心肾生死论、鼻关总窍论、诸病入脉论、百体相寓论等诸多理论，为瑶医各种诊断和治疗方法提供了依据。瑶医诊法除基本的望、闻、问、触，还有其特色的甲诊、掌诊、舌诊、耳诊、目诊、面诊、试诊等，以囟门、印堂、面容、双瞳、鼻唇、口舌、耳轮、腹部、背部、双膝、指、掌与指关节及患病局部等作为检查和认病、辨证的对象，以脉、筋、心、神、血、骨、气、色等的正常与否及变化状况作为认病、辨证的依据。治疗方面，瑶医以"祛因为要"为治疗之理论纲纪，以"风亏打盈"为主要治则。盈则消，治盈以打药为丰；亏则补，治亏以风药为主。瑶医治则尚有"治求专方""恶病不补""捉母擒子"等，其治法又有解毒除蛊、启关透窍、穿经走脉、泄热逐邪、添火逼寒、补气益元、祛风散邪、导滞开结、涩滑固脱、兼多应杂等，这些都是对万法纷呈的瑶医药的精辟总结。治疗技术以中草药为主，配合药浴、拔罐、药垫、火攻、杉刺、陶针、针挑、刮痧、挟捏、蛋灸、艾灸、油火灯灸等多种方法进行综合治疗，往往取效迅捷。

近年来，在广西壮族自治区卫生健康委员会等有关部门和领导的鼓励支持下，不少关心民族医药的仁士投身于瑶族医药的调查、整理、研究等方面的工作，经过广大瑶医药工作者长期不懈的努力，瑶医药的理论研究、诊法疗法探讨、瑶药的发掘整理及应用推广等都取得了丰硕的成果，《中国瑶医学》《中国瑶药学》《实用瑶医学》《实用瑶药学》《中国现代瑶药》等一批瑶医药专著陆续出版，瑶医药的理论体系已经建立，应用技术日臻提高，瑶医药产业已初步形成，瑶医药的高等教育正走上快速发展的轨道。

为了更好地推广瑶医药，落实贯彻国家《关于加强新时代少数民族医药工作的若干意见》和《广西壮族自治区壮瑶医药振兴计划（2011—2020年）》，在广西壮族自治区卫生健康委员会的大力支持下，广西中医药大学组织在瑶医药理论及临床方面经验丰富的专家、学者对瑶医药优势病种发掘整理和研究的成果进行总结、梳理，编撰了《瑶医优势病种诊疗操作指南》，供瑶医工作者和爱好者使用。本书在编写过程中，参考了《中国瑶医学》《中医基础理论》《发掘整理中的瑶医》和《实用瑶医学》等重要著作，编撰工作通过广西中医药大学各位专家、学者及瑶医药学院中青年教师、研究生共同努力，反复修订，历时一年余完成。由于瑶医学作为新兴学科，理论及诊疗体系尚在构建之中，书中有些内容的阐释难免有不完善或错漏之处，敬请各位专家、学者及广大读者批评指正。

尤剑鹏

2019年9月12日

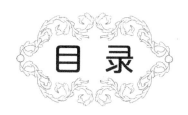

目 录

上编　瑶医基础理论

下编　瑶医优势病种诊疗

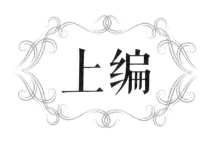

上编

瑶医基础理论

第一章 绪论

第一节 瑶族及其社会历史概况

一、瑶族的来源

瑶族是我国少数民族之一，在漫长的历史长河中，他们克服了种种困难，历尽千辛万苦，以"今日是此山，明年又别岭"的特点，频繁游耕于华南及东南亚的广大山区，为了免遭"用兵诛锄"之苦，他们"进山唯恐不高，入林唯恐不密"，出现了"岭南无山不有瑶"的分布局面。瑶族向南迁徙，主要是因为逃避战乱。元代，瑶族继续南迁，不断进入两广；至明代，两广已形成瑶族聚居中心，地连湘南、赣南、黔南、滇东南山区。瑶族向东南亚迁徙是在明清时期，而大集群的迁徙则是在清代康熙年间。当时吴三桂坐镇西南，羽翼丰满后，权倾一方，兴兵反清，清王朝举兵进剿，血战二年有余，一部分瑶族同胞卷入这场战乱之中。清代蔡毓荣《筹滇十疏》记载："兵之所至，辄屠其人，火其居，掠其子女……往来大路，桑麻久废，鸡犬无闻。"滇黔的一部分瑶族又继续向与中国接壤的越南、老挝和缅甸东部地区迁徙，再迁至泰国北部。瑶族分布范围十分广阔，在地理上形成了间隔分散、地处相连的分布局面。在20世纪70年代印度支那战争期间，又有部分瑶族由东南亚迁徙至美国、法国、加拿大等国居住，一个源自中华黄河流域的古老民族逐渐发展成为国际性的民族。

二、瑶族概况

瑶族是中华民族大家庭中的一员，人口总数280多万，主要分布在我国南部、西南部6省（自治区）的140多个市、县，东起江西全南，西至云南勐腊，南达广西防城港，北迄湖南辰溪。瑶族占我国总人口不及1.8%，分布面却很广，形成大分散、小集中，几户或十几户建立村寨，村寨毗邻相隔几座山头的分布居住特点。分布在广西壮族自治区的瑶族人口比较多，为170多万，约占全国瑶族人口总数的60%，大多聚居在金秀、巴马、恭城、大化、都安、富川等6个瑶族自治县内；

瑶族人口则散布在全国63个市、县的山区、农场和丘陵地带。分布在湖南省的瑶族人口近30万，主要聚居在江华瑶族自治县，其余散布于湘西、湘南的蓝山、宜章、宁远、陆回、洞口、溆浦、辰溪、常宁等30多个县（自治县）的山麓陡坡和丘陵河谷地带；分布在云南省的瑶族人口约16万，除河口、富宁、金平、勐腊四大瑶族居住点外，其余则分散于中越、中缅、中老边境和滇中南17个县的山区或林区；分布在广东省的瑶族人口约10万，主要聚居在粤北韶关市、肇庆市和清远市的连南、乳源、连山、阳山和东昌等11个县（自治县）的山区；分布在贵州省的瑶族人口近2万，主要聚居在荔波、榕江，黔东南17个县的山区或农场也有瑶族散居；江西省瑶族人口只有200多，分散居住在赣南"三南"的山区或林区。

1949年10月1日，中华人民共和国成立，政府执行民族平等的政策，使得长期处于漂泊状态的瑶族同胞获得了新生。他们安顿下来，以饱满的热情投入家园的建设工作之中，瑶族地区的政治、经济、文化面貌焕然一新。为了给瑶族更多的自主权，中央政府在瑶族主要聚居区成立了瑶族自治县，广东有连南瑶族自治县、乳源瑶族自治县、连山壮族瑶族自治县，湖南有江华瑶族自治县，广西有金秀瑶族自治县、都安瑶族自治县、巴马瑶族自治县、大化瑶族自治县、恭城瑶族自治县、富川瑶族自治县等，云南有河口瑶族自治县、金平苗族瑶族傣族自治县。此外，还在各瑶族小块聚居区建立200多个瑶族（或各族）自治乡。过去长期漂泊迁移、民族被歧视、民族被压迫的历史宣告结束，瑶族人民充分享受到了当家做主的权利，迎来了一个阳光灿烂的新时代。

三、山歌文化

山歌在瑶族文化艺术中占有十分重要的地位，山歌文化源远流长。如今广西的许多地方仍流行着一些有关瑶族医药的山歌，如都安广为流传的"三介公"山歌，虽然其流传的时间已无从考证，但是从字里行间仍可窥探到瑶医药的博大与精深。瑶族人民除了用山歌传承瑶医药常识，还常把前人传下来的民俗药用防病养生方法以歌括传唱。比如，瑶族先民利用一些较为常用的山中草药，并结合时令节气和饮食来治疗风寒湿痹、肝炎、瘴气等病症。为了提高本民族防病治病能力，扩大瑶医药的影响，他们把这些内容总结归纳，提炼成短小精悍、朗朗上口的山歌，便于瑶医药的传播和推广。

瑶医药的传承方式依靠山歌等形式口耳相传，指药传授、指症传经。关于瑶医药的记载，并没有专门的典籍，但从某些古籍文献里查到的瑶医药零星记载中，仍可领略到源远流长的瑶医药文化的丰富内涵。

第二节　瑶医药历史溯源

一、考古与神话传说

瑶族是一个古老的民族，其历史可追溯到几千年前的远古时期。瑶族最早生活在黄河流域，根据《盘瓠》《渡海》和《长鼓》三个神话传说推断，瑶族先民曾是一支比较强盛的氏族，生活在中原一带。黄帝战蚩尤的传说在我国可以说是家喻户晓，蚩尤是瑶族人最为认可和影响最大的先祖。远古时期，生活在我国黄河下游和长江中下游一带的原始人在五六千年前形成了以蚩尤为首领的名为"九黎"的部落联盟。正如《国语·楚语》注中所载："九黎，蚩尤之徒也。"《吕氏春秋·荡兵》《战国策·秦》高诱注亦称蚩尤是"九黎"之君。蚩尤部落被黄帝、炎帝击败，遗裔南逃，汇入南蛮部落，经过一段时间的休养生息，在江淮地区形成了一个大部落——三苗，统称"南蛮"。瑶又自称尤绵，绵为蛮之音转，南蛮无疑含有尤之成分。《尚书·吕刑》载："三苗，九黎之后。盖黎与苗，南蛮之名，今日犹然。"禹统治中原集团期间，经过长期征战终于击败三苗，三苗解体。瑶族先民为古代九黎、三苗之后，蚩尤部落联盟战败后，遗众被迫向四夷边境迁徙，主部退入江淮一带，分别汇入南蛮、东夷集团，成为这些集团的重要组成部分。由于蚩尤与黄帝、炎帝和舜帝进行三苗战争，导致瑶族形成被迫迁徙、大分化、大组合的局面，进入春秋战国时期，迁徙分化活动仍在延续。南北朝时期部分"蛮族"包括瑶族先民在内，曾一度越过江北，进入河南、安徽地区。由于"蛮族"处于南北朝封建势力争夺要冲，成为两朝相互争夺或征讨对象，因而导致瑶族历史上的第二次大迁徙、大分化、大融合。瑶族、苗族先民为了反对封建分割统治，反对强制同化，拯救民族危亡，又重组成名为"莫徭"的强大部落联盟，与封建统治进行顽强斗争。其后人向西南方向迁移，在今江西、湖南、湖北地区与当地土著民族结合并迅速崛起形成一个部落集团。商末，聚居荆山、育水一带的南蛮，由于诸侯兼并、战争频繁，西返于荆江与荆蛮会合，受楚附属。瑶族从居住地华中洞庭湖周围白山间峡谷一带，缓慢南移，聚居在长沙郡、武陵郡，与当地的土著民族融合，他们就是史称的"长沙武陵蛮"或"五溪蛮"。

二、秦汉时期，渐成部族群体

秦汉时期，洞庭湖、鄱阳湖和荆襄地区先后成为瑶、苗族先民活动地带。经过大分化、大融合之后，未被融合或新组合的部分，原来迁徙四夷之瑶苗先民，乘封建诸侯战争之机，又汇入南方"蛮族"集团，与这一带瑶、苗族先民结合，势力一度强大。秦始皇统一中国，形成了中国历史上第一个多民族的中央集权封建专制国家。秦代封建统治阶级推行郡县制，瑶族先民的居住地归黔中郡和长沙郡管辖。从此，瑶族社会进入一个广泛与中原华夏族进行政治、经济与文化交流的时代。

刘邦建立汉朝后，仍沿用秦代的郡县制度，在瑶族先民的居住区增设二郡——零陵、桂阳，与原先的长沙、武陵二郡统属于荆州范围。西汉时期，由于中原统治阶级忙于内部建设和应付北方少数民族，对"武陵、五溪蛮"顾及不到，因此，包括瑶族先民在内的"武陵、五溪蛮"得到较长时间的休养生息。

三国时代，瑶族先民先后属于吴、蜀两国管辖，吴、蜀两国对峙，吴国派遣潘浚、吕贷等人率兵进剿"蛮人"，瑶族先民卷入战乱之中，一部分又被迫迁入岭南山区。魏晋南北朝时，南蛮势力一度扩展到"东连寿春（安徽），西通上洛（陕西），北接汝颍（河南）"的广大地区。经过南北朝大动荡、大迁徙、大分化、大融合的变化与发展，聚居在长沙、武陵和五溪中心地区崇信盘瓠的蛮人部落，在社会发展中逐渐形成莫徭部族群体。

三、唐宋时期，不同瑶族支系之间差异渐现

唐代，封建社会进入鼎盛时期，社会安定、经济发达，唐王朝采取羁縻的民族政策，瑶族和其他少数民族社会进入一个空前的稳定繁荣时期。莫徭部族在发展中，逐步形成比部族更高级、规模更大、具有民族特征的瑶族共同体，属于封建性类型的民族。

宋代，江西西南部、广西北部、广东北部和湖南的部分地区为瑶族主要的活动基地，其间中原汉族人民大量南迁，促进了江西、广西、广东的瑶族与汉民族和其他兄弟少数民族的交流。宋元时代，一些靠近汉族地区的瑶族聚居区由于采用了封建土司领主制的社会形式，使得其社会生产向前迈进了一大步。于是，"平地瑶"与"高山瑶"在政治、经济和文化上的差异越来越大，使得今天仍能够看出瑶族社会的不同地区、不同支系间较大的社会发展水平的差异。

四、元明清时期，与外界交流渐趋频繁

元代，大量瑶族同胞南迁，汉族同胞不断进入瑶区，瑶族地区土司制受到很大影响，领主经济逐步失去发展土壤，加之中原封建地主强大的经济压力，从而加快领主经济的崩溃速度。由于封建王朝对瑶族加强统治，瑶族人民被迫迁徙，不断深入两广腹地。

朱元璋推翻元王朝后建立明王朝，进一步在瑶族地区推行土司制度，其势力更深地渗透进瑶区，动推了瑶区的封建化进程。由于明王朝在瑶区屯田堡，占用大量耕地，瑶族人民被迫揭竿起义，进行反抗斗争。明代瑶族人民反抗封建统治阶级的斗争遍及两广、湖南、江西整个瑶区，持续200多年，反抗斗争给明代封建统治阶

级以沉重打击，也给瑶族人民带来很大灾难，遭受了惨重的损失。一部分瑶族人民因反抗斗争失败，被迫逃荒迁徙，进居崇山峻岭；未能逃离家园的瑶族人民，其土地被占，财产被掠，生产被破坏，遭受"安抚"统治。经过战争洗劫，瑶族人民处于危亡境地，社会经济发展受到很大影响，这个时期是瑶族历史上经历的最惨痛时期。

满族入主中原，建立清王朝，瑶族社会经济进入恢复发展阶段，瑶族的活动中心逐渐移迁到广西。此外，广东、湖南、云南、贵州、江西等地的山区仍居住着不少的瑶族人民。经过宋、元、明三朝的不断发展，瑶族地区在清代与汉、壮等民族的关系更为密切，民族间的政治、经济与文化的交流更为广泛与频繁。

五、近现代时期，瑶医药理论渐成体系

由于历史的原因，瑶族没有自己的文字，要想把自己积累和总结出来的医药经验用文字的方式系统地记载和传授给后代是很困难的。虽然在明朝时期，瑶山中就有一些神书、歌本，瑶族中也有一部分人认识汉字，但是为数不多，加上长期受到封建保守思想的影响，在传授医术、秘方上都是口授心传，只传男不传女，传一不传二，有的甚至到临终时才传授，因此很少能著书立说、流传于世，故而瑶医理论体系迟迟未能形成。

中华人民共和国成立前，大部分瑶医药资料散于民间，并存、融汇于民族风俗之中。如广西桂平盘瑶六月六的"洗澡节"，用"百草药"煮水洗澡，与当今药浴可谓有异曲同工之妙；而广西金秀一带的瑶族则善用"药粑"食疗来达到驱虫的目的，与当今的药膳也是不谋而合；再如广西荔浦瑶族的药市交流，集贸易与防病治病、提高医药交流于一体，体现了瑶医与风俗的紧密结合。至于《阮通志》中所载的"有病殁，则并焚其尸徙居焉"，则从另一角度说明了瑶族有火葬习俗的真正原因。另外，瑶族在环境卫生的预防、控制疾病传播以及生育措施等方面宝贵资料的收集与研究，必须结合瑶族生活的环境、习俗、意识形态等综合分析，使瑶医药这朵奇葩放射出应有的光彩。

中华人民共和国成立后，一些少数民族社会历史调查资料、论文、著作均从不同角度反映了瑶医药内涵丰富、独具一格的特点及发展的状况。从20世纪50年代国家组织的少数民族社会历史调查，到今天的国际瑶族研究会的建立，瑶医药的交流也在发展，瑶医药发展已迈出可喜的一步，相继有《广西瑶族社会历史调查》《广西瑶族医药调查研究》《瑶医效方选编》《瑶药选编》《中国民族药志》《广西少数民族药简编》《广西少数民族便方选》及其他瑶医药调查报告和论文、著作问世，说明瑶医药在历史溯源研究、验方搜集整理、瑶药使用研究等方面均取得了较好的成果。

可见，瑶族医药与其他民族医药一样，首先是作为一种适应自然所必需的技能而存在的。同时，瑶医药有着极其广泛的民众思想内涵和生产生活实践基础，是具有本民族文化特征的传统科学文化体系。瑶医药在形成过程中，不断受到广为流传的民风民俗观念、宗教文化信仰与生产生活习惯的渗透，这些观念、信仰和生活习惯对瑶医药的发展，并进入其理论架构甚至作为瑶族医药的一种"原核"，形成日趋完善的瑶民族医药体系有着重要的影响。

第二章　瑶医医理概论

　　瑶医学认为人体内部是一个统一的内环境，人体与外环境（自然界）之间又构成了一个统一的整体。人体内环境在外环境的影响下处于不断地产生矛盾而又不断解决矛盾的过程，维持着相对的动态平衡，从而保持着人体正常的生理功能，即人体处于健康状态。如果这种动态平衡因为某种因素遭到破坏，而机体又不能很快地自行调节恢复平衡，体内就会形成病理改变，导致疾病的发生。

　　破坏人体盈亏相对平衡状态而引起疾病的原因就是病因。这些病因有来自自然界的气象因素（如寒、热、风、湿等气象的异常），有传染因素（如瘴气、疫毒、蛊毒等），有心理因素（如精神刺激等），有生活因素（如饮食、劳倦等），有物理外伤因素（如跌打损伤、烧伤、烫伤、金刃伤及虫兽伤等）。另外，在疾病发生、发展过程中，原因和结果往往相互作用，某一病理阶段的结果又成为另一病理阶段的原因，如痧、痨、痰、毒、瘀等反过来作用于机体而成为继发病因。

　　同样，疾病发生、发展、变化及转归的机理就是病理。疾病的病理复杂多变，但由最基本的病理错综复杂地组合而成。一种疾病包含有多种症状，而同一症状又可表现于不同的疾病当中。一般来说，疾病的概念要大于症状的概念，但需要指出的是，瑶医认为"症"的概念所涵盖的范围要大于"病"的概念，这是瑶医认识病症关系的独特之处。

第一节　瑶医疾病分类与命名

　　瑶医疾病的分类大多依据病因、病理或症状表现。瑶医在对疾病的分类上，先分科，然后分症，再分疾、病，即根据疾病发生的部位、形象、症状、缓急等情况进行以病分科、以科分症、以症分疾。其将所有疾病归纳为内科、外科、妇科、儿科、五官科、瘟疫科等六科四十七症一百九十一疾，具体如下：内科十五症六十六疾；外科六症六十三疾；妇科五症十五疾；儿科五症十五疾；五官科十症十五疾；瘟疫科六症十七疾。一个疾病的命名，往往包含该疾病的病因、病理、病症、病性及病势的演变、预后等内容。瑶医疾病的命名则依据发病部位、性质或取模拟像。

一、瑶医疾病分类

瑶医主要是通过审症求因看病，它的基本理论是盈亏平衡理论。这一理论提示了机体是个统一的整体，不但要求机体自身各脏腑之间的盈亏平衡，而且要求机体与周围环境相互平衡。根据这一理论的内涵，瑶医疾病分类与命名原则为盈则满，满则溢，溢则病，如脑出血、血山崩等症。同样，亏则虚，虚则损，损则病，如眩晕、贫血、哮喘等症，大都是由于某些方面的亏虚引起的。又如冬春天气久雨不晴，气候潮湿，这时的瑶医审症常见人们有湿气重的表现，即湿盈，湿盈就会引起寒湿凝滞，从而常引起风湿病，故在岭南冬春季风湿病为多发病。再如感冒病欲呕，舌根部静脉膨起，称"蚂蝗瘀"。外科方面，疔、痈等生于指头者称"蛇头疔"，生于指中段者，称"鱼肚瘀"；痈生于背部溃烂坏死者称"背花""望月疳"。小儿惊风者，两手抽搐称"鸡爪风"，两足弯曲蜷缩称"蛇卷风"，口吐白沫称"猪婆风"。

二、瑶医疾病命名

（一）瑶医内科病的命名

1. 以症状来命名

闷症（痛症，瑶语病名：mun）、鬼打伤（血症，瑶语病名：nziaamvhei）、瘰症（肿症，瑶语病名：omx）、播哈（咳嗽，瑶语病名：buqv ha）、痨症（脏器结核类疾病，瑶语病名：hlu）、亏症（各种虚损性疾病，瑶语病名：hei）、干症（热症，瑶语病名：gorm）、装症（寒症，瑶语病名：buqv butv）、汪症（水肿症，瑶语病名：butqv sinh omx）、惊症（精神神经类疾病，瑶语病名：ndin）、风症（风湿类疾病，瑶语病名：buerng）、占症（虫症，瑶语病名：nzung）、虷症（炎性疾病，瑶语病名：gorm）、提症（恶性肿瘤，瑶语病名：duqc）等。

2. 以部位来命名

醒类病（心病症，瑶语病名：mbatc nziu baeng）、泵类病（肺病症，瑶语病名：pombeang）、权类病（肝病症，瑶语病名：hnan baeng）、扭类病（胃病症，瑶语病名：mbuoh baeng）、记类病（男性生殖器病症，瑶语病名：gaih baeng）、松节类病（关节病，瑶语病名：buerngh kiex mun）。

3. 以机体排泄物来命名

化类病，以小便性状改变为主要临床表现的疾病，包括化塞（癃闭）、化出（遗尿）、化不灵（小便失禁）等病。涕类病，以大便性状改变为主要临床表现的疾病，包括比涕豪（痢疾）、比涕白（白痢）、涕结（便秘）等。汗类病，以出汗为主要症状的疾病，包括自汗、强汗（盗汗）、黄汗、红汗、无汗、多汗、缩汗等病症。

4. 按发病缓急来命名

如急痧症、慢痧症、变症发痧等。

5. 按症状轻重来命名

如轻痧麻、重痧麻等。

6. 按疾病性质来命名

如痧症可再分为寒痧、热痧、暑痧、风痧、阴痧、阳痧等，黄类病有散胆（相当于黄疸型肝炎）、钩占病（黄肿病，即钩虫病）等。

7. 杂病类

杂病有腰带（蛇串疮）、脾疳（疳积）、昏迷、发冷发热病、疮反生、化塞（尿闭、小便不通）、涕化毋通（大小便不通）等。

（二）瑶医外科病的命名

1. 皮肤科

热毒类病：无名肿毒、瓜藤痈（多发性脓肿）、螃蟹差（虎口肿毒）、蛇串疮、火龙缠身等。

风毒痒病：身痒症（风团）、鹅掌风、猪头肥等。

湿毒类病：烂手烂脚、湿疹、癣、汗癣、顽癣、脚湿气等。

水毒类病：水疝（鞘膜积液）、黄鳝漏（下肢湿疹）等。

血毒类病：红丝疔、红绿疔等。

毒结类病：老鼠疮、鱼鳞病、鸡眼等。

花柳毒病：鹅絮、蜡浊、泻木棉毒、杨梅咸疳、红浊、白浊、鱼口横棋、花柳病等。

虫毒痒病：沙虫脚、赖渣等。

疮毒病：黄水疮、生疮、蛇头疮、奶疮、对口疮、红硬疮等。

漆毒病：漆树过敏等。

2. 外伤科

虫毒病：蜈蚣咬伤、蜂虫咬伤、毒蛇咬伤、疯狗咬伤等。

外伤病：跌打损伤、刀伤出血、烫伤、异物入肉不出、伤口不合等。

其他病：尿道结石、冻疮、内痔、外痔等。

3.骨伤科

松脱（骨折）、上臼脱（脱臼）、脱筋（断筋）、风耗（骨髓炎）、松增生（骨质增生症）、沉佳倦（肩周炎）等。

（三）瑶医妇科病的命名

痧类病：痧麻夹经、倒经痧、产后痧等。

经乱病：月经不调、月经痛、月水不通、血山崩、月经漏、妇人倒血、月经涨、撞红等。

胎气不固病：胎动不安、妇女落等。

胎气不顺病：妇女产不出、横生倒产等。

风类病：产后风、头风等。

湿带病：白带过多、红带、黄带、黑带等。

其他病：产后缺奶、不孕、蝴蝶斑、花肠脱垂、阴痒、化胎、避孕、绝育等。

（四）瑶医儿科病的命名

惊风病：月家惊、夜啼惊、脐惊风、胎惊、乌鸦惊、天吊惊、潮热惊、鲫鱼惊、膨胀惊、脐脚惊风、鸡犬惊风、扭筋缩惊风、月盆惊风、肝痛惊风、夜眼惊、跌倒惊、眼迷惊、宕鹰惊、大惊风、反爪惊、翻水惊、摆脑惊、脚惊、手惊、客麻惊等。

疳病：疳积、肝疳、气疳、肠疳、猴疳、眼疳等。

锁病：三朝锁、七朝锁、十三朝锁、对岁锁等。

麻病：出麻不透、麻毒内收等。

痘病：出水痘、痘毒内收等。

干病：黄水疮、肺热（肺炎）、无名高热等。

亏病：胎气不足、坳化出（小儿遗尿）、流口水、闹脚（厌食）、瘦疾（五迟）、强汗（盗汗）等。

其他病：百内虾（百日咳）、奶癣、螳螂子、小儿马乐、蛇皮病（鱼鳞病）、水疝（鞘膜积液）、夜啼等。

（五）瑶医五官科病的命名

眼病：鸡盲眼（夜盲症）、青光眼（绿内障）、红眼病、俞针眼、火眼痛、视物旋转、沙眼虫、眼出猫、烂眼皮病等。

耳病：聋哑、耳蛾、耳花、耳鸣、耳朵流脓、狗脑蛇（乳突炎）等。

鼻病：鼻塞、鼻出血、鼻香臭不发、鼻添肉等。

咽喉病：单蛾、双蛾、胫喉、双喉、喉咙哑、骨卡喉等。

口腔病：风火牙痛、嘴烂、鹅口疮、虫牙、齿松等。

（六）瑶医瘟疫科的命名

成鞭瘟（流行性感冒）、比风瘟（流行性乙型脑炎）、洞比暗瘟（又名猪头瘟，相当于流行性腮腺炎）、坳出瘟（小儿麻疹）。

第二节 病因

导致人体正常的盈亏平衡状态遭到破坏而发生疾病的因素，就是病因。瑶医学始终认为病因无非自外而来、由内而生两端。其探求病因的方法有两种：一是详细询问发病经过，了解可能引起疾病的直接原因或间接原因；二是以各种疾病的症状体征表现为依据，经过分析，推求病因。由于瑶族居住环境的特殊性，瑶医学对病因的认识，除了包括其他医学普遍认同的病因（即一般病因），还包括一些具有地域特色的病因（如毒、痧、瘴、蛊等）。

一、一般病因

瑶医认识到，发病都与气候、水土、饮食、劳累过度、房事不节、先天禀赋、虫兽伤害、外伤、社会病因等有关。此外，瑶医还认为中邪亦可致病。

（一）气候与水土

自然界存在着人类赖以生存的必要条件，因此，自然界气候或环境的变化，必然会直接或间接地影响到人体。若气候发生了异常变化或环境卫生不良，而人又不注意，就会发生疾病。在风和日丽、气候凉爽舒适的季节，人不会生病；若气候反常，或酷热逼人，或阴雨绵绵致湿邪伤人，则会导致人脘腹剧痛、欲吐不吐，甚至昏迷。

（二）饮食

瑶医认为，五谷本来是维持人体生命活动的必需物质，五谷能使人体得到营养而健壮。如果人体不能在饮食方面不断补充五谷，就容易产生许多疾病。饮食不节制（过多或过少），或过食生冷，或食物不洁，或食无规律，都会使人生病。饮食过急、过量，均会影响消化及吸收功能，导致腹满、腹胀、吐酸、呃逆和腹泻等病症。小儿饮食过量，日久会引起疳积、肠疳；饮食过少，则可引起身体消瘦，易受邪气侵袭。过食生冷，可产生腹痛、呕吐、腹泻等症状。饮食不洁，会引起虫症。

（三）劳累过度

合理的体力劳动可以使人们的筋骨强壮、血气流通，从而保持健康长寿。然而，违反生理规律的劳倦却导致许多疾病的发生。如持久劳作，不节制，超出了体力所能承受的极限，使脏腑、筋骨受损，可见形体疲惫、全身筋骨疼痛、筋肉松弛、少气乏力、食欲不振、夜寐不安等"伤力病"的临床表现。

（四）房事不节

瑶医认为房事应该有所节制，否则诸病丛生。如果生活上不遵循规律，男子醉后行房事，因淫欲过度使精液枯竭，因过于消耗而使真气散失，不从根本上保持精气的充盈，不适时地驾驭神气，而只图一时之快，只能导致精气受到严重消耗乃至枯竭。再如"月瘊"，妇女产后恶露未尽而行房事，导致身体久不康复、面黄肌瘦、食欲不振。男子色欲过度，可导致不思饮食、骨干肉瘦的"色瘊"病。这些都是房事不节，造成人体正气损伤的一系列病理变化。

（五）先天禀赋

先天禀赋即从父母之处所秉承的精气。瑶医认为，由于先天禀赋不同，人的身体体质有所差异，不同体质的人易患不同的疾病。

（六）虫兽伤害

虫兽伤害是指猛兽侵袭、毒蛇咬伤、蚊虫叮咬、蝎蜂毒刺、狂犬咬伤等。其伤害的程度可以导致局部的瘙痒、麻木、疼痛、肿胀、破溃，也可以发生昏迷、抽搐、精神失常等全身的严重病变甚至死亡。

（七）外伤

日常的生活、劳作或自然灾害，如强力负重、跌仆闪挫、暴力打击、金刃所伤、烧伤烫伤等均可造成局部或全身的伤害而发生多种病症，常引起皮破肉裂、骨折、脱臼、出血、瘀肿、疼痛，以及由于剧烈疼痛、严重失血、大面积烧烫伤所引起的昏迷、高热、抽搐等临床表现，可导致身体病残甚至危及生命。

（八）社会病因

瑶医学揭示了许多疾病的社会根源，认为疾病的发生或因于社会动荡，或因于饥荒战乱，或因于不良的社会习俗风尚。瑶族过去有杂居的生活习俗，也为遗传病的产生创造了条件。瑶族同胞认识到这种社会客观病因以后，改变了不良的社会习俗与生活习惯。

瑶族同胞对宗教和迷信也有特殊的认识，这种特殊的心理积淀对精神、神经疾病有重要影响。新中国成立前由于瑶族同胞文化素质较低，科学知识较少，精神依赖于宗教和迷信,这样就有了精神、神经疾病的易感性基础(心理基础)。如"放蛊",对于特定的心理承受人群,这种"放蛊"影响是存在的,由于他们心理素质较差,长期担心别人对其实施"放蛊"而造成心理障碍,终致精神抑郁而得病。瑶医中"中邪致病"的说法实际上包含一种心理致病的问题。

二、特殊病因

(一)痧气

痧气是瑶族地区一类常见病因,易感于夏秋季节。痧气包括两种,一种是传染性的,另一种是非传染性的,前者指感受秽浊不正之气或暑浊之气,后者指感受暑湿之气。人体于夏、秋两季感受传染性痧气以后,常自觉身体酸累疼痛、胸闷腹痛或呕吐腹泻等,严重者还会有神志不清等临床表现。感受秽浊不正之气可致腹痛、吐泻,表现为先发吐泻后见腹痛;感受暑浊之气,则先发心腹绞痛而后见吐泻。后者由体弱气虚者感受病气、霉气、痧雾暑气等外邪或饮食不洁,内伤肠胃,导致气机阻滞、血运不畅、升降失常、盈亏失衡而发病。按其性质有寒痧、热痧、暑痧、风痧、阴痧、阳痧等。痧证不是某一种病的专称,由于病症非一,因此治疗也就各异。

(二)瘴气

瘴气可理解为一种毒气的名称,是一种具有传染性的湿毒之气。瘴气的发生与自然环境、气候特点密切相关。瑶族地区气候炎热,多雨潮湿,是瘴气形成的主要原因。此外,感受瘴气与蚊虫叮咬亦有关系。感受瘴气的主要临床表现有头痛体痛、胸腹痞闷、腹胀痛、寒热往来、食欲不振,重则突然昏仆、失语、脱发等。

(三)蛊

古代瑶族地区有"蛊毒之乡"之称。蛊,是一个古代法律和医书中记载的最使人迷惑的"毒物",主要有三方面含义:一指难治性腹部胀大的病症;二指一切可以毒人而不被人知道的毒物;三指以蛊虫制作的毒药。

(四)毒

瑶医认为毒的含义很广,包括所有中毒疾病,主要如下:①金属中毒,乃服食炼制丹药而致;②误服食有毒植物中毒;③食物中毒;④毒蛇、毒虫咬伤中毒;⑤中瘴毒;⑥中蛊毒;⑦中箭毒。瑶医学认为,毒为诸般致病因素中最为常见者之一,且多与其他致病因素兼夹而致病,如与瘴气相杂即为瘴毒,与痧气相杂即为痧毒。

（五）风

风多指以抽搐昏迷为主症的一类病症。瑶医认为"十病九因风"，瑶族民间有七十二种风症之说。风可分为血风、气风，其分类方法常按发病表现、抽搐姿势不同分，按兼症不同分，按发病时声音不同分，等等。此外，还有肝惊风类病、心风类病、肾风类病、儿科惊风类病等。

（六）痨

瑶医认为痨乃劳也，其意有三：一是劳伤五脏而致"亏"；二是劳人伤神、缠绵难愈；三是虚劳损精、虚火妄动。常见疾病为奶痨、肺痨、肾痨、心痨、肝痨、脾痨、色痨、血痨、月痨。

（七）瘟疫

瘟疫致病，具有流行广泛（传染性）、发病急剧、变化迅速、病情险恶等特点，属时令之气，不分季节。与普通的外在致病因素，如风、寒、湿、热相比，其病邪毒气更甚，常挟秽浊之气，故其致病作用更强，病情更加险恶。

（八）虚

瑶医认为虚是一种人体内部演变的病因，有"虚可致百病"的说法。虚一般不是一个先在的、外在引起的客观病因，而是人体内的一种状态，是在其他原因作用下产生的结果。这种结果一经形成，可以以病因的形式导致其他疾病的发生。

第三节 病理

一、盈亏平衡论

瑶医认为人体内脏之间、人体内脏与外界环境之间，既对立又统一，从而维持相对盈亏平衡和正常的生理活动。当这种动态盈亏平衡因外界或人体内部某些原因遭到破坏而又不能完全自行调节得以恢复时，人体就会发生疾病。盈亏是人体对病因反映的一种病理说明，是一种相对的概念，也是一种大的病理概念，可以对一切疾病的表现状态做出根本说明。盈亏不仅包括虚实，而且也对人体的寒热、表里等不同的病理表现做出解释。

盈亏平衡论提示机体是一个统一的整体，机体自身各脏腑之间的盈亏应平衡，机体与周围环境也应相互平衡。瑶医认为，人体要保持健康，平衡是根本，平衡是关键，一旦平衡被破坏，疾病便会发生。在这一理论思想的指导下，瑶医审症治病的方法是根据机体不平衡之所在，采用各种药物或非药物的治疗方法，调整或促使机体与周围环境及机体各脏腑之间盈亏达到平衡，从而使病体恢复正常。盈则满，满则溢，溢则病，如脑出血、血山崩等症；亏则虚，虚则损，损则病，如贫血、眩晕、腰痛、哮喘、心悸等症。这些疾病或症疾大都是由于某些脏腑的亏虚所引起。在审症的基础上，瑶医用药的原则是盈则消之、亏则补之。依此，瑶医将药物分为风药与打药两大类，对盈症的治疗用打药为主，治疗亏症则以部分风药为主。临床具体运用时还要根据不同脏腑的盈亏，选用不同的打药及风药，有时则是风、打两类药合理配伍，使药力更专更宏。

二、症同疾异论

瑶医的症不同于中医的症、证，也不同于西医的病。西医以病统症，中医以证说明病，瑶医则是以症释病、以症统疾，将一大类的病统称为症，在症的基础上再分疾。

瑶医将内科病归为十五症六十六疾，其中痧症就有数百种痧疾。对外科，瑶医分为六症，有水毒、火毒、风毒、虫毒、血毒和毒结等，在每一类症之下又分为多种不同的病，如热毒症中又有无名肿毒、瓜藤痈、螃蟹差等，血毒症中又有破伤风、红丝疔、红绿疔等。再如妇科，分为五症，有痧类症、经乱症、胎气不固症、胎气不顺症等，每类症下又有多种不同的病，如经乱症中有月经漏、血山崩、月经痛等。儿科归为五症十五疾，其中风症就包含有鸡爪风（小儿惊风）、猪婆风（小儿癫痫）等。由此可见，瑶医的"症"是一类疾病的总称，瑶医的"疾""病"才是一种具体的病。瑶医的症是从病性、病因上来总结与概括的，瑶医的疾则是疾病的部位和症状的具体体现。因此，瑶医疗疾、治病，不仅兼顾病因和病性（即"症"）在各部位表现的共性与特点，更重视对局部"疾""病"的治疗。确切地说，瑶医诊疗既要考虑疾病病因、病性的普遍规律（即"症"），又要兼顾疾病所在具体部位的症状和体征的特殊性（即"疾"）。因此，在临床上瑶医一般先确认症的分类，然后再确定属于哪种病，而后则主要针对病处方用药。如瑶医外科的血毒类症中，破伤风与血弥疔就是两种不同的病，总的治法是要清除血中的毒，但是破伤风和血弥疔的具体用药就会有许多差别。

三、三元和谐论

三元即天、人、地，这种提法出自桂林千家峒瑶医流派。"天"与"地"概括了人体以外的整个自然界，而"人"是"天"与"地"的产物，人不可能脱离自然环境而生存，人体生命活动必然与外部自然环境有密切的关系。如瑶族先民通过生活体验首先感觉到的是日月运行与人体生命活动协调一致的规律性现象。太阳的运行形成了寒热气候变化，月亮运行则有盈亏更替。与此相应，人体筋脉气血的运行也有盛衰的变化。如果气候变化过于急剧，超过了人体生理调节机能的限度，则可引起疾病，如秋冬季节气候寒凉使人易患感冒，夏季天气过于炎热，则易使人受热中暑。瑶医还认为，一年四季的更替、每月月亮圆缺的变化、昼夜的不同对人体盈亏平衡都有一定影响，所以在治病投方的药物剂型及服药时间上常根据季节的不同、月亮的圆缺及昼夜的变化来进行调整，常能收到显著的效果。

除时令气候以外，地域环境也在一定程度上影响着人体的生命活动。由于瑶族生活地域的特殊气候、地理条件，使某些病原生物易于滋生繁殖，以致引起诸如蛊病、瘴疟等疾病。隋代《诸病源候论》中就有瘴疟"生于岭南，带山瘴之气，其状发寒热，休作有时，皆由山溪源岭瘴湿毒气故也"的记载，当时对瘴疟发病与地域关系的认识已很明确。

从生活经验上，瑶族先民早就体会到天地因素变化对人体有重要影响，只有三元和谐，气候变化不可太过或不及，地理环境不可过分恶劣，这样人才能健康地生存；如果三元失衡，诸如气候变化、地理改变、时间推移，以及与人们生活更为直接的空气、水、食物，还有劳动条件及周围环境等，对人的影响超过了人体的正常调节范围，使人无法适应，则可导致疾病的发生。

四、气一万化论

东方传统文化中，占主导地位的自然观是元气论。受元气论的影响，瑶族先民认为自然界的一切物质都是气的变形，是气运动、变化的结果。万物的生成、变化、强盛、衰落都取决于气的运动。在医学领域，瑶族医者基于元气论提出气一万化论，在谈论许多问题时都离不开气的概念，可以说气一万化论是瑶医学的重要理论之一。

瑶医学认为气是人生存的最根本的基础，是生命活动之主、之本、之母，人活的就是一口气（即生命之气），失去了这口气，生命就会终止。气的存在状态有弥散和聚合两种。人体的组成物质都是由气化生的，人体各个器官的功能活动也都是由气派生的，包括人的感觉、思维、情志等精神心理现象和皮毛、肌肉、筋骨、爪牙等的运动，都是气的运动的具体体现。

瑶医将气的产生归为上、中、下三部：上部包括头（瑶语音译名为"闭"）、心（瑶语音译名为"醒"）、肺（瑶语音译名为"泵"），人体气血由此生成；中部包括胃（瑶语音译名为"幼"）、肠（瑶语音译名为"缸"）、肝（瑶语音译名为"权"），不断为气血补充营养，为气血之源；下部包括肾（瑶语音译名为"蒸"）、膀胱（瑶语音译名为"化窍"），为气血之根。气的功能正常主要体现在上、中、下三部相互协调，融汇贯通，以维持人体脏器（瑶语音译名为"幼气"）、四肢（瑶语音译名为"臂灵"）、九窍（瑶语音译名为"路窍"）、肌肉筋骨（瑶语音译名为"阿筋松"）的正常生理活动。因此人体时时刻刻都离不开气的作用。瑶医学对人体生理、病理的许多认识都是建立在气一万化论基础之上的。

瑶医学认为气为脏腑身形活动的总的物质基础，是人体生命活动的最基本物质，并且认为气具有能动性，即处于自发的永恒运动状态之中。气的恒动产生了各种各样的变化，即变生出各种物质。在生理状态下，气运行到不同的部位、与不同部位的物质相结合即化生为精气、血气、津气等。从物质角度来讲，瑶医对人体生命物质的认识，一方面知道人体存在着各种各样的物质，如精、气、血、津液；另一方面却把这一切物质都归结于气的概念。对于各器官功能的认识，瑶医学认为不同器官的功能均为气灌注于不同器官所形成的，如气灌注于心则为心气，灌注于肝则为肝气，灌注于脾则为脾气，灌注于脑则为脑气。可见，瑶医把气作为生命物质与功能的总体，使其具有整体观念。人体生命现象虽很多，但不同的生理现象却总可以归结为一气的变化与化生。

在病理状态下，瑶医学认为人体的三部之气、筋脉之气与外来的天地之气（风气、湿气、寒气、暑气）相互杂合，导致气的功能失常，或虚或阻，或运行紊乱，人体内某一脏器或某一部位的机能活动就减弱或出现障碍，功能失常，导致百病丛生：气瘀于脑易患"比风病"（瑶语音译名，中医病名：中风）；气阻于胸患"架逢闷病"（瑶语音译名，中医病名：胸闷）；气闭于心患"醒悸"（瑶语音译名，中医病名：心悸）；气停于胸肺则患"更甘病"（瑶语音译名，中医病名：肺气肿）；气滞于肝则患"权甘病"（瑶语音译名，中医病名：肝肿大）；气壅于肠则患"涕病"（瑶语音译名，中医病名：肠胀气）；气停于肌肉关节则患"松节病"（瑶语音译名，中医病名：风湿）。

对于诸般气病，瑶医主张调节人体内盈亏平衡状态，使三部功能协调，气的运行畅通无阻，一般用行气、理气、破气、降气等法治疗。

五、心肾生死论

瑶医学认为心位于胸中膈上两肺之间，是主宰人体生命活动的重要器官之一，具有主宰全身、主生死、主持生理机能及调节心理活动的作用。人体各部之间的机能活动是复杂的，而且与外界环境也有着紧密的联系。心在调节这些关系上起着重要的主导作用。若心受损，则调节机能失常，机体的整体性遭到破坏，于是人体便发生相应的病理变化，甚至死亡。

瑶医学认为肾位于腰部，主生长。人从出生、发育到成长，再从成长到衰老的过程，都由肾气的强弱来决定。肾气的逐渐旺盛，促进了全身的发育成长，直至达到成熟的顶峰；肾气的逐渐衰微，引起了全身向衰老的转化。

瑶医很重视生和死的关系。生由肾主，肾有病则人体生长发育不好，或不生育；死由心主，不管疾病如何严重，只要不伤到心神人就不死。例如侏儒，瑶医认为是肾不生所致，由肾不生导致生长发育受到影响而身体发育不全，但心不伤，所以侏儒的智商和生命活动并没受到严重影响。因此心肾生死论是对生理病理的二级概括。

六、鼻关总窍论

瑶医学认为鼻为气体出入之要道，胎儿刚从母体中分娩出时，就依靠鼻的呼吸开始属于自己的生命活动。此时，眼可以不睁或没有视觉，耳可以不听或没有听觉，但不能没有呼吸。又如，人体在睡眠或休息状态下，眼睛可以闭上休息，耳朵可以静音避噪，口舌可以闭而不言；唯有鼻因为具有特殊的生理功能和作用而昼夜不能停止功能活动，时时刻刻都与外界保持着气体交换，因此说"鼻关总窍"。正是由于如此特殊的生理功能，从病理角度而言，鼻也是外邪入侵的必由之道，天地之间的一些致病因素可通过鼻窍进入人体从而导致疾病。

病从口入，人人皆知，但瑶医更重视病从鼻入。鼻若患病，就很容易把天地间病气吸入到人体中去。这些有毒有害之气一旦被吸入人体，由肺到肝，经过血液运行到全身各处，哪个部位功能薄弱，这些有毒有害之气就会在哪里积聚，日积月累，病气盈而溢，便会发病。

有的瑶医认为癌症（如鼻咽癌、肺癌、脑癌、肝癌、食道癌、乳腺癌、血癌、骨癌等）大多数是因鼻炎发展而成的。鼻炎是多种疾病和多种癌症的罪魁祸首，提倡治疗癌症要先治鼻炎，当然这种认识的科学性还有待进一步研究。但值得一提的是，在此理论基础上发展而来的各种鼻疗方法可以治疗全身多种疾病，其实际意义是重大的。根据鼻关总窍论，瑶医在临床实践中发展了鼻吸、鼻嗅、塞鼻、取嚏、烟熏等诸多治疗方法，临床应用范围很广。

七、诸病入脉论

脉，指筋脉。瑶医所认识的筋脉与中医的经络有相似之处，但理论远不如中医的经络学说完备。瑶医学认为筋脉可运行气和其他生命物质，并能沟通人体内外、联系各个器官的功能活动，人体内外无处不有筋脉，固瑶医有"百脉"之说。

瑶医认为无论何种疾病，不论是从外而病，还是从内而病，病邪都是通过筋脉在全身播散、传变，侵犯人体各处。因为筋脉是人体一切生理物质存在、运行之依托，亦是病邪稽留之载体。筋脉分大小，疾病初起，病位表浅，病邪停留于大的筋脉；久则病位深在，病邪逐渐深入小的筋脉。例如，有些疾病在筋脉的某一点上可有明显的压痛或硬结，或有色泽的变化等，通常采用疏通筋脉的方法来进行治疗。根据诸病入脉论，在治疗上可以通过筋脉脉道的开启，将病邪排出体外，调节人体盈亏使之平衡，使人体恢复健康。瑶医在具体治疗方法上往往采用疏通脉道、开启筋脉的刺血、刮痧、梳乳等疗法。

八、百体相寓论

瑶医学对疾病的认识，由于受历史条件限制，只能从整体宏观来描述，多采用取象比类、相应推理的方法来说明生理、病理、诊断、治疗及防病保健等各方面的问题。

对于人体的生理、病理等方面的认识，瑶族先民是通过自身的感官（即眼、耳、鼻、口、身等器官）的功能来实现的。他们通过口问、身触、眼视、耳听、鼻嗅，从触、视、听和嗅等方面获得人体生理或病理状态下的一些特性，并经过归纳、整合，使外观之象与实体的变化内外相联系，然后将所取得的结果再与实践结合，验证其真伪，总结其规律。经过长时间的观察、分析，瑶医认为人体整体与局部之间存在着相互包容的联系，即一方面整体统帅局部，另一方面局部也反映整体。整体的功能状态可以在不同程度上表现于每个局部；反之，每个局部都能体现整体，甚至体现其他的另外一个局部。换言之，就是人体的每一部分都包含了其他部分，同时它又被包含在其他部分当中，各个部分之间相互渗透。整体由局部组成，人体每一相对独立的部位都是整体的缩影，含有整体的信息，局部的病因可以导致整体的功能紊乱，整体的功能紊乱又可以导致局部的功能损害。瑶医将机体局部与整体的关系精辟地归纳为"百体相寓"，实际上这种"百体相寓"就是一种古老的"全息论"。

人体的某一部位器官都是人体多个部位的集中反映，在该部位上按照一定的规律排列着身体各部位的对应点，如人的瞳孔、鼻子、耳朵、舌头、手、足、掌等都集中整个人体的对应部位。例如，瑶医目诊是一种通过观察眼睛各部位的形态、结构、颜色的微细变化来诊断全身疾病的诊法。在这种特殊的诊法中，瑶医认为，左眼上的各种信号反映身体左侧的疾病，右眼上的各种信号反映身体右侧的疾病，并形象地划分为多个区域与身体各部位相对应，凭此诊断全身疾病。另外，甲诊、手诊、面诊、舌诊等也都体现了"百体相寓"的特点。

第三章　瑶医治疗原则与方法

治疗原则就是治疗疾病的基本原则。瑶医治疗原则是以瑶医理论为指导，对预防、养生、治疗具有普遍指导意义的防病治病规律，是预防、养生和治疗都必须遵循的准则，又称治则；治疗方法则是在治则指导下制定的具体方法，又称治法。从治则与治法的关系来看，二者关系是从属的，治则的内涵一般、抽象，治法的内涵特殊、具体。二者的区别是大治则与小治法的区别。治则比较稳定，而治法比较灵活，治法是在治则的指导下具体方法的选择和运用，而治则是治法的升华。就治则与治法在临床中的地位和作用来分析，治则应为第一层次，包括祛因为要、风亏打盈、治求专方、恶病不补、捉母擒子等，它不能直接指导临床处方用药，只是对各种治疗方法的抽象概括，决定着具体治法的大方向和总任务；而治法应为第二层次，是指导临床处方用药的具体方法，它根据疾病的特点、患者的个体差异、发病时间、发病地点等多方面情况，在辨病的基础上随病症提出，并随病症的变化而不断改变。

第一节　治疗原则

一、祛因为要

祛因为要，就是在治疗疾病时，必须针对病名病类，寻找引起疾病的根本原因，然后运用药物或其他手段祛除致病因素或致病物质，使邪去正安。其前提是审症求因，其目的是祛除病因。

瑶医认为，疾病的产生是因为病邪积聚于体内，若使疾病向愈，唯一的办法就是将邪气祛除。病不是人体本身就存在的物质，其袭人途径有两条，一是自外而入，二是由内而生。所以人体要恢复盈亏平衡的状态，必须将积聚于体内的邪气祛除体外。病邪出于人体的途径有三，即从汗孔、鼻窍、下窍而出。在此应强调的是，祛除邪气有其科学内涵所在。祛除病因的常用方法包括取嚏、药物灸、蒸、熏、熨、针刺、放血、刮痧、梳乳、药浴等。

任何疾病的发生和发展总是通过若干症状、体征显示出来的。治疗疾病，应对病人的各种症状、体征进行分析和归纳，根据得病的病因，考虑人体的体质，确定疾病的病位，区别不同的病理特性，而后施治。症状、体征是瑶医辨病的基本指针和因素，瑶医在对这些具体症状、体征进行分析的同时，找出根本原因，确定病名，并用专方治疗。瑶医学所认识的病因，包括存在于自然界和人体的致病原因，如痧、瘴、蛊、毒、风、痨、瘀、寒、热等。

二、风亏打盈

瑶医盈亏平衡理论，揭示了机体是一个统一的整体，认为人体要保持健康的生理状态，机体内外环境的盈亏平衡是关键，不但要求机体自身各脏腑之间的相互平衡，而且要求机体与周围环境之间的相互平衡。一旦这个平衡被破坏，机体的健康也就不可能得以保持。根据这一理论，瑶医治病的目的就是通过各种药物和非药物疗法促使机体与周围环境及机体内部各脏腑之间恢复盈亏平衡状态。

瑶医将药物分为风药和打药两大类，治疗盈症以打药为主，治疗亏症则以风药为主。临床具体运用时还根据不同脏腑的盈亏，选用不同的打药和风药，有时是风、打两类药合理配伍，使药力更专更宏，使机体达到与周围环境及机体脏腑之间的盈亏平衡状态，这样就能去除疾病，病体痊愈。瑶药最常用的"五虎""九牛""十八钻""七十二风"归结起来也分风药、打药两类，"五虎"在功用方面大多是打药。"九牛"在功能上有养血固肾益精、舒筋活络的功效，多属风药。"十八钻"通达经脉，透利关节，对瘀阻、湿滞的患者较为适宜，属打药。"七十二风"用途极广，包括有寒热、温平、降泻、扶补，临床配伍均有独到疗效，属风药或打药。

三、治求专方

治求专方是在识别疾病的基础上，按照所辨疾病的不同而施以相应固定不变的主方进行诊治。瑶医治病着眼于疾病变化的基本规律，在治疗上注重寻找每个病的主方，即一疾病一主方，专病专方，使之更好地趋近疾病本质，从而达到治病的目的。因此，瑶医在治疗过程中强调首先要辨明疾病，即辨病，使用专方治疗，并贯穿于整个治疗过程的始终，不轻易更方换药。如果在治疗过程中出现不同的兼杂证，则在主方的基础上灵活加减。

与辨证论治相比，辨病论治、治求专方的优势自不待言。首先，治求专方有助于提高临床疗效。以久经考验、行之有效的专方来治疗疾病，可以减少临床工作中的盲目性，保证了疗效。其次，治求专方也有助于提高医生的技术水平，避免了一些人"胸无定见""以人试药""以药试病"现象的发生。

四、恶病不补

所谓恶病，指的是病情重、发展快、难治疗、预后不良的一类疾病。各种恶性肿瘤和红斑狼疮就属于恶病范畴。恶病之所以为恶病，其重要原因之一就在于毒重邪深，危害人体迅猛，且不易祛除。因此，欲治恶病，必以猛药方可奏效。而恶病不论正气强弱均以毒邪深陷久恋为主，治疗自始至终亦应以祛毒除邪为重，且不可执迷于"正气存内，邪不可干""正胜自能祛邪"之论而滥施补药，贻误病情。恶病之虚不似常病之虚，常病之虚无邪盛之实，理虚扶正自可收效，而恶病之虚多伴实邪，补之不仅无益，反而有害。

五、捉母擒子

瑶医的捉母擒子治疗原则，实际上就是抓主症。主症是指决定全局而占主导地位的症候。次要症状主要包括兼症、变症、夹杂症。兼症指附于主症的兼见之证。变症指医生误治之后，使原来的主症一变而成另一症状。夹杂症则可因人的体质不同，感邪虽一，但发病则异；或是先有宿疾，后感新病，则老病与新病、标病与本病、表病与里病交叉出现。由一种主病引起其他继发性疾病的相兼出现或并存时，因其症状复杂，表现形式多样，既有原发性疾病又有继发性疾病，甚至有时继发性疾病的症状表现比原发性疾病更典型、更突出、更严重。因此，在临床上处理这种复杂情况时，瑶医就明确提出"捉母擒子"的治疗原则，即抓住主病（母）不放，治疗原发性疾病为主，兼顾继发性疾病（子）。主症是纲，治疗主症则纲举目张，附属于主症的兼症、变症、夹杂症等也就迎刃而解。

第二节　治疗总法

一、解毒除蛊法

瑶医治疗毒症，重在解毒、排毒，即使用各种解毒药化解、中和、排泄体内毒素。毒在临床上主要表现为具体的各种中毒，如中蛇毒、药毒、虫毒和食物中毒等，以及由痧毒、瘴毒、湿毒、风毒、蛊毒所引起的以溃烂、红肿、热痛、肿瘤、疮疔、黄疸等为主要表现的机体器官有一定器质性损害且较为严重的一类疾病。解毒则是通过药物的解毒和外治的排毒来达到治疗目的，在临床运用上一方面是具体的毒药及解毒药的运用；另一方面就是解毒作为瑶医重要的治疗方法，在指导临床各科疾病的治疗中起着重要的作用。在临床上，瑶医针对邪毒起因及其种类和性质的不同，选择不同的解毒药和解毒方法，使毒邪被化解而排出，如采用药敷、熏洗、刺血、刮痧、拔罐等，散发人体邪气，阻断邪毒内侵之路，从而达到排毒的目的。除蛊法实为一种心理暗示疗法。

二、启关透窍法

"启"即开启，"透"即透达，"关"即关隘，"窍"即孔窍，泛指人体与外界相通的器官及管腔，即五官九窍，包括体表的毛窍、上部的上窍、下部的前后二窍。启关透窍，即通过疏泄孔窍、透邪外出，以解除在身体肌表之邪，或运用清轻芳香、辛散走窜、祛风化湿、行气化瘀的药物以治疗疾病的方法。瑶医认为五官九窍是人体与外界相联系的窍道，应以畅通为用，如病邪阻塞官窍，则可致多种病症。因此，务必使窍道畅通。另外，若病邪侵袭人体引起疾病发生，邪气内聚于体内，则应开启关窍，通利窍道，给病邪以出路，即开门祛邪，使积聚于体内的病邪得以消散，邪散邪消，疾病向愈，病体安康。

三、穿经走脉法

"穿"即贯通、宣通、疏通，指由此端至彼端，中无阻隔；"穿"又有通顺的意思，指往来、交接。穿经走脉法是宣通气血、消除凝滞、舒筋通络的一种治法。对于维持人体正常生命活动，保证机体内外环境的协调统一，筋脉系统起到重要作用。筋脉在人体运行气血，联系脏腑，贯通上下，沟通内外表里，无处不到，无处不在，且畅通无阻，这就是人体生命活动的基本生理特征。疾病的发生恰恰是对这一生理功能的破坏。尽管病因有痧、瘴、蛊、毒、风、痹、瘀、寒、热等不同，但在任何疾病的发展过程中，不同病因引起的病邪凝滞于筋脉则是不可忽视的主要病理之一。滞则病，通则调，调则病愈，穿经走脉法治疗疾病的根本就是调理筋脉，增强筋脉对各种生理、病理物质的运行与推动作用，以开闭、掘塞，疏通筋脉，从而治愈疾病。

四、泄热逐邪法

泄热逐邪法是指用寒凉性质的药物来治疗邪热在里的方法，具有清热、透热、解毒、凉血等功效，并通过祛除邪热而起到保阴、止渴、除烦、止血的作用。瑶医在治疗痧症、瘴气时，充分运用了泄热逐邪法。痧症患者胸腹满闷、腰腿酸痛、不思饮食、食之无味等，其发病机制是机体内虚，抵御力减弱，秽浊、疠气乘虚而入，使机体气血凝滞、运行失常而发病。虽然在发病机制上是内因即气血亏虚为主要因素，但是由于痧毒是一种暑热湿秽之邪气，治疗中多以攻法为主，或刮之，或钳之，或捶之，或拍之，或烧之，或放血，或浴之，或熏之，或辗之，或熨之，或服药，或外洗，等等。均以泄法为主，待病邪退尽方可言补。

五、添火逼寒法

"添"即增添，"逼"即逼迫。添火逼寒法是一种通过使用温热药而治疗外侵之寒、内生之寒、湿痰、瘀血阻滞筋脉的方法。人体的寒象有其共性，亦有其个性，故须在共性的基础上区分个性，因为脏器、胸间、膈上、肠间、头脑、四肢、筋脉、皮肤等皆能因寒致病。病变部位不同，在治疗上使用温热药亦应有层次的区别。各脏有其独特功能，发生病变，必然有其独特症状，虽然治疗的整体思路是"温之热之"，但是还应根据脏器各自的生理、病理特点，使用不同的药物组成不同的处方，才能切中病情，丝丝入扣。还应注意的是，寒有自外而入，也有从内而生。因此，治疗自外而入的外寒，用药时应温热药与辛散药同用。温以助热，辛以散寒，二者相配，则蜷缩的筋脉得舒而气血流通无阻，全身内外的孔窍，从筋骨到血脉、从血脉到肌肉，从肌肉到汗孔，层层开泄，外寒之气得以外达。从内而生的内寒，用药时应温热药与补益药同用。温以助热，补可转亏，二者相配，则功能低下的脏器功能得以恢复，功能恢复而气血调和，阴寒自然无处藏匿而内消。

需要注意的是，温热药的使用不可太过，否则可耗伤体液，出现燥热之象。另外，温热药应适时而用，一般而论，盛夏之时温热药宜轻用，隆冬之际温热药应重用。

六、补气益元法

补气益元法是针对人体正气虚损而拟定的治疗大法，适用于人体脏器功能衰退、气血亏损之候。导致正气虚损的原因甚多，或先天遗传、禀赋不足，或已届暮年、功能日损，或养生不慎，或久病不愈，或过用攻伐之品，均可导致脏器功能衰退，基础物质亏损，出现匮乏之态。使用补法，首先，应该辨明致虚的原因、部位、性质，再分别采用不同的补法。按病位应用，可五脏分补，有补心、补肺、补肝、补脾、补肾的不同；亦可五脏并补，如心脾同补、肺脾同补、肺肾同补、肝肾同补、脾肾同补、心肾同补等。按病性应用，则气虚补气，血虚补血。因此应用补法必须辨明是整体之虚还是局部之虚，何脏之虚，是为气之虚还是为血之虚，根据具体情况，或单用一法，或两法同施，或补泻兼行。其次，不同的病情应采用不同的方式。若为慢性病则应缓补，用药避免偏激，如筑基建屋，须积以时日；又如开河掘渠，须水到渠成，不可急于求功，欲速则不达。使用补法，应注意身体的盈亏平衡状态，邪气盈盛而用补益法，可助邪；正气亏虚而用补益法，又恐不耐补益，补而壅滞。应注意不可滥用补法，补法作用缓和，能够增强体质，提高抗病能力，用之得当，可以振衰起废；用之不当，不仅无益，反而有害。如果身体不虚，误补则反生他变，不可不慎。

七、祛风散邪法

祛风散邪法是通过祛除停留在肌表、经络、肌肉、关节等处的外感风邪而治疗疾病的方法，常用于感冒、风湿性关节炎、类风湿性关节炎等病症。具体方法有疏风散邪、发汗解表、消风止痒、窜透开痹、祛风胜湿、升举清阳、辛润散风、祛风解痉、宣散郁火、舒肝解郁。

八、导滞开结法

"滞"即瘀滞、壅滞，"结"即结块，导滞开结法是针对结滞于里的有形之物或排除于外，或消融于内的一种治疗方法。人体为了保持正常的生理功能，脏器都要保持通畅；否则，就会形成疾病。首先，使用导滞开结法要注意病势，本法是以祛除体内有形之邪为目的，但其发病有缓急之分，若病邪结滞于胃肠，闭而不通，情势急骤，则应使用力宏效著之品，直接推荡胃肠结滞从大便而出；若病邪停滞于体内，病势较缓，则应使用平和之品，使之渐消缓散而不伤人体元气。其次，要注意病位，如不分部位，妄加用药，则有病之处未见其益，而无病之处反受其害，病未去而元气先损。最后，要注意病因，结块、痰湿、水肿、瘀血、食积等都有多种成因，若不论病因，一味施以对症之品、治标之药，则往往不能治病。

九、涩滑固脱法

"涩"即止涩、收敛，涩滑固脱法就是使用固涩收敛的药物以防止体内精微物质过度流失、机体功能过度耗散的治疗方法。汗出不止，则收涩敛汗以止汗；久泻久痢，则涩肠以止泻。"固"即坚固、牢固、巩固、固摄，涩滑固脱法临床上主要包括敛汗、涩肠、缩尿、固精、止血等法。

但需注意的是，涩滑固脱法适应之症，多属亏症、病久者；凡盈症、急病、暴病，决不可用。临床应用本法时，仍须辨别疾病之病因、病位、病性之不同，恰当与其他方法相互配合使用，方为妥当。凡盈亏间夹或外邪未尽之时，不宜单独使用本法，当标本兼顾，以防滞邪、碍邪外出。

十、兼多应杂法

兼多应杂法，即治疗病理错综复杂的疾病或不同的疾病同时发生时，要两种以上治法的联合应用。疾病在发展过程中病理环节交错，病症兼夹，许多病理因素并生共存而又因果相连；或同一患者可有两种以上并无内在联系的疾病，呈现各自突出的病症。因此，在治疗时应诸多方法联合使用，方能奏效。通过不同治法的组合，数管齐下，常能起到保证重点、统筹兼顾的效应。某些症状在整个症候群中虽非主要方面，但能反映关键性病理，只有抓住决定疾病发生、发展的关键性病理来立法用药，才能有的放矢，问题迎刃而解。

第三节　预防与养生

瑶族以深山老林为居，以毒蛇猛兽为邻，山风雾露，盘郁结聚，风寒湿热不易疏泄，导致百病丛生。恶劣的自然生存条件，加之迁徙性的劳作生存方式，为了本民族的生息繁衍，发展壮大，瑶族人民更加注重对疾病的预防、对身体的养护。

一、预防

预防，就是在疾病未发生之前，通过施行各种措施以防止疾病的发生，包括未病先防和既病防变。

（一）未病先防

1. 先天预防

先天预防，是从父母婚配到出生前的胚胎时期就做好预防工作，以防止疾病的发生。优婚防病包括择优婚配、近亲不婚。优孕防病，是指在受孕之后，注意孕期的摄生，精心养护胎气，以促进胎儿的正常发育，为胎儿奠定良好的先天素质，防止疾病的发生。

2. 后天预防

后天预防，就是在人出生后，为防止疾病的发生所进行的预防，包括摄生防病和辟邪防病。摄生防病包括顺时调养、饮食调养、药物调养。辟邪防病主要包括卫生预防和药物预防。卫生预防主要指注重环境卫生。药物预防体现如下：每到清明节，瑶族百姓都要在自家门上插上嫩柳枝，在小孩手腕上戴上嫩柳枝做的手圈，妇女鬓发边也要戴上嫩柳尖，以辟秽除邪；端午节这一天要在门上悬挂菖蒲、艾叶，并将菖蒲洗净放入水缸内用于预防痢疾；同时，身上背挂有雄黄粉药袋，饮草果液和雄黄酒，并将雄黄粉或雄黄酒撒（洒）于床下、墙根、屋角等阴暗处，在厕所里撒上生石灰、马桑叶、槐柳叶、辣蓼草等，以杀虫消毒、防止蚊蝇滋生，在日常生活中特别注意远离邪气。部分瑶族推行的火葬，既保护了水源、山林的清洁，又方便了后代对遗骨的处理，更重要的是，对那些确为患传染病的死者，通过火化彻底消灭了传染源，保护了他人的健康。

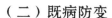

（二）既病防变

瑶医强调对疾病的治疗要及时、准确，否则易"转症候"。他们认为大多数"证"的病情都比较轻浅，只要治疗及时得当，预后都较好，若失治或误治，多会转化为"经"类疾病而出现高热、抽搐、昏迷等凶险症状。这类疾病的病情重，预后差，即使病愈也大多会留下后遗症。

二、养生

瑶族人民生存环境较为恶劣，多以深山老林为居，山风雾露、地处潮湿之处，容易导致各类疾病的发生，加之瑶族以迁徙为其生活方式，为了本民族的繁衍生息，其对疾病的防治及养生方法极为重视，积累了丰富的摄生防病的养生理论。

（一）养生理论

1. 强调顺时调养

瑶医受到中医学理论影响，对天人相应观尤为重视，认为人的作息时间应顺应自然，根据季节的转换进行自身饮食、精神、起居的调畅，从而达到防病的目的。如春季乃一年之始，春季养阳，避免阳气的损耗，在饮食上应清淡可口，忌辛辣、刺激、生冷、厚腻；夏季则属于气血相对活跃的季节，适当选择具酸味、辣味的食物，以增强食欲的同时，可扶助阳气；秋季尽量少食辛辣与寒凉之品，可根据个体情况，多选择温性食物；冬季在饮食上以温热食物为主，少食或者不食黏、硬、生冷食物。

2. 重视药食同源

瑶族人民由于历史原因，长年处于山林之中，缺医少药，引发其对于药食同源最初的认知。其在长期的生活过程中认为食物与药物一样带有四性、五味的特点，依据不同的性味特点可防病治病，因此，瑶族人民经常制作带有保健、防病、治病的食物来预防疾病。如现今常用的瑶药黄花倒水莲，多用于妇科疾病的调理。

3. 注重百草养生

瑶族人民擅长利用其居处环境进行养生，即百草养生、防病，如庞桶药浴及妇科产后常用的产后三泡，即通过皮肤、经络、穴道对瑶药进行吸收，将其称为"皮肤吃药"。端午节是瑶族人民的盛大节日，当天举行药市。端午当天用小钻、五加皮、走马胎、宽筋藤、五指毛桃根、大血藤等瑶药煎汤熏洗全身，以通经活络、祛除寒湿。

4. 侧重对歌寻药

对歌是瑶族人民的生活习俗，也是一种分享与传递保健方法的途径。如歌诀有

"春节菖蒲温辛香，内服外浴效验彰，四肢湿痹屈难伸，耳鸣头风五劳伤。菖蒲能祛瘟虐瘴……三月清明黄花饭，肝炎目赤治效高"等，可见，瑶族先民为了提高本民族的养生治病能力，充分利用擅长歌舞的特点，将常用的山中草药结合时令节气和饮食的内容进行归纳与总结，提炼成山歌，短小精悍、朗朗上口，便于瑶医药的传播和推广。

（二）养生方法

1. 因人施治的养生方法

瑶族地区在新生儿降生时于产房中焚烧苍术，以祛邪气、防外感，并以开水浸泡黄连予新生儿，以防治胎毒、预防黄疸；满月之时，若外出则插桃枝以祛除邪气；如遇小儿疳积，则常选择针刺四缝穴，同时佩挂药袋，以安神消积。

而对于老年人，瑶族人民在老人60岁时，家中成员每人备一坛命粮，每月逢初一、十五，各煮一次命粮饭吃，饭上蒸有一个鸡蛋，加适量的蜜糖送服。出嫁的女儿则每月送白米和鸡蛋回家作为命粮，以示孝敬老人。

2. 因病施治的养生方法

瑶族人民生活在山林之中，日常生活与劳作多山高路远，或涉水多，故而常易引发足跟病之类的肋骨、关节痛症，而瑶族人民在长期的生活中发现，足浴尤其是药液足浴可发挥养生防病、强健体质的功效，利于防治各种痛症。

居处环境潮湿引发的风湿病成为困扰瑶族人民的主要病症之一，在日常生活中瑶族人民采摘瑶药如伸筋草、山霸王、十八症、棵独实、红鱼眼、枫荷桂等，进行热熨烫浴，以防止风湿病的发生。同时，强身健体、防治疾病的庞桶药浴在瑶族中颇为盛行。通过采摘鲜药进行洗浴，以先客后主、先小后大、先老后少为洗浴顺序。而产后三泡祛风除瘀，补身强体，满三朝洗药水澡可使婴儿健康免疫，用艾叶煎液给初生婴儿沐浴可免患皮肤病。

第四章 瑶医方药理论

　　瑶族医药源远流长，具有显著的民族性、传统性与区域性，其形成发展与本民族的生产实践、生活实践、生态环境及族系密切相关。瑶族人民主要居住在我国西南山区，地处南亚热带及中亚热带季风湿润气候区，自然条件复杂，生物种类繁杂，资源十分丰富。瑶医用药基本上都采用山区盛产的民族药（草药及动物药），并以鲜用及饮片为主，部分经特殊炮制后使用。另外，历史上绝大多数瑶族地区都处于封闭自守的环境中，受其他民族文化的影响较少，也没有其他民族医和西医的传入，因此瑶医药保持了其鲜明的民族特色。特殊的自然环境、地域环境、人文环境造就了独特的瑶医药，并使其具有浓厚的地方特色、民族特色。瑶族人民不仅顺应了自然，而且经过世世代代的摸索、积累，逐渐形成了自己特有的民族医药体系，并且很早就以草药为载体同外界进行交流。

　　瑶药使用历史极其悠久，因受历史条件限制，文献记载的瑶药种类至今仍十分有限。瑶医治病多就地采用草药，便民利民。据一些瑶族地区的药物资源调查报告统计，民间常用中草药达1500余种，其中草本药占50%，藤本药占30%，灌木、乔木药占15%，动物药、矿物药占5%。广西瑶医用药品种有1392种，其中植物药1336种（198科736属），动物药43种（32科37属），矿物药4种，其他药9种。植物药中，藻菌、苔藓植物8种（5科7属），蕨类植物63种（26科43属），裸子植物9种（7科8属），双子叶植物1099种（136科577属），单子叶植物157种（24科101属）。瑶医有句俗语："百草都是药，用得着是宝，用不着是草。"在识药、用药上，有"藤本中空消水肿，对枝对叶血瘀通，刺多毛多消炎热，面光多浆排毒脓"的口诀。瑶药命名主要是根据药物的形状、颜色而定。以形状命名，如半边花、七叶一枝花、珍珠盖凉伞、叶下珠等；以颜色命名，如三叶白、白花莲、白面风、一点红、一点白、红花倒水莲、黄花倒水莲等；以气味命名，如满山香、香草、香藤；以季节命名，如迎春花、仇人不见面（一种有效治疗蛇咬伤药，生长在冬季、枯萎在夏季，毒蛇冬眠，夏季出洞时，该药已枯死）；以药的功效命名，如破血珠、骨节风、半边风、麻骨风、头痛风等。

第一节 瑶药资源

药物资源是指在一定空间范围内可作为药物使用的植物资源、动物资源和矿物资源蕴藏量的总和。药物资源主要可以反映药物的地域性、人文性、可变性和多样性。

大瑶山是广西生物分布的中心，物种十分丰富，北热带及南亚热带、中亚热带类型的生物都集中于此。大瑶山的植物种类占广西的39%，其鸟种类占广西的33%，其两栖和爬行种类占广西的60%，昆虫种类占广西的70%。大瑶山国家级自然保护区内山高、坡陡、谷深，最高峰圣堂山海拔1979米。由于该保护区地处南亚热带和中亚热带的过渡地带，加之地形地貌复杂多样，环境差异大，因此保护区内植被类型多样，垂直带谱比较完整，动植物资源十分丰富，特有种类相当丰富，被喻为"天然的动植物博物馆"。主要森林植被为典型的南亚热带季风常绿阔叶林，并分布有完整的银杉树、长苞铁杉、金毛石砾针阔叶混交林和中亚热带向南亚热带常绿阔叶林过渡的地带性植被。已知的维管束植物有213科870属2335种，孑遗植物22种，其中属于瑶山特有的植物（即以"瑶山"地理命名的模式种）就有38种。国家一级保护植物有银杉、海南粗榧（米榧）、伯乐树、猪血木、观光木、红椿、闽楠，二级保护植物有白豆杉（南方红豆杉）、福建柏、长苞铁杉、瑶山苣苔、异形玉叶金花等。大瑶山中动物资源亦十分丰富，其中兽类34种、爬行类53种、鸟类242种；仅蛙类的野生动物就有372种，其中两栖类44种，尤其是树蛙类群8种，占全国树蛙种类数量的一半。大瑶山的野生珍稀动物也不少，其中国家一级保护动物有瑶山鳄蜥，二级保护动物有猕猴、短尾猴、穿山甲、鬣羚、大灵猫、小灵猫、白鹇、大鲵。这些濒危的珍稀动植物不仅在我国少有，甚至在世界范围内很多时候也只能见到它们的化石标本。

大瑶山中的芳香植物共有108种，最著名的是灵香草、八角和肉桂。这三大芳香植物集中于一山，在广西只有大瑶山一处，在全国也不多见。油料植物，大瑶山有218种，含油率在50%以上的就有20种左右。有一种樟科的大新木姜，其种仁含油率竟高达67%，与它同科的华南山胡椒的种仁含油率也高达61%。盾叶木、天花公的种仁含油率都在60%以上。多年生藤本植物绞股蓝是大瑶山的特产，每年产干草100～200吨，可以连年收割，每亩（1亩≈667平方米）可收100～150千克。我国明代古籍中就有绞股蓝的记载，日本人称它为"福音草"。实验表明，绞股蓝含有近60种皂苷物质，其中4种与人参皂苷有相同的碳架。大瑶山绞股蓝质量优异，它的粗皂苷含量比日本产绞股蓝高28.3%，比国内其他地区产绞股蓝高22.3%，而且它生长在大瑶山原始森林之中，没有任何工业污染。由此可见，大瑶山蕴含丰富的动植物资源，其独特的药材名声甚著，药效颇高。

大瑶山的草药有四个特点：①特有物种多。该类植物有18种，占大瑶山植物区系特有种植物（38种）的47.4%。②传统出口药物多。该类植物有12种，如紫背天葵、瑶山金耳环等。③抗癌药物多。已鉴定投产的抗癌中草药15种，大瑶山就有7种，其中已进入Ⅰ期临床使用的有天花粉、紫树、粗毛败酱、黔桂千斤藤等。④民族药物丰富。

第二节　瑶药基本理论

一、药物理论

（一）风打药物分类理论

以风打论药性、概括药物性能特点，是瑶医药学药性理论的组成内容之一。其对临床辨识药性、选药组方的指导意义不容忽视。临床用药，贵在精专，掌握药性的风打特性，一是可为医者选药提供依据。瑶医早有名训"非风不足以调滋，非打不足以去暴"，提示人们打药可用于急速祛邪逐瘀，但通常有耗伤正气之偏，故须提防其伤正气之弊；风药和缓调养，但却须防其滋润碍胃、敛邪收滞之嫌。二是药物风打特性为临床"制偏补偿"治疗法则提供了用药依据。通过药物功用的风打对立特点，纠正病势之偏颇，恢复机体刚柔相济的动态平衡。三是风打相伍是合和趋利的组方原则的具体体现。风打相伍，既可使药物速达病所，又可延长药物的作用时间，其效用互补，扬长避短，提高疗效。风打相伍，既避免打药力猛，使其不致伤正，又可避免风药力缓，使其不致凝敛太过。风打相伍，阴柔与刚悍之品相合，可折其攻逐之力，使其攻而不速，祛邪又不伤正；阴柔之品配以刚悍之品，可缓其力补而使之作用持久。总之，具有柔缓和刚烈之性两类药物的配伍，在祛邪扶正的同时，还可减少药物偏性对机体的不良刺激，降低毒副反应。

"风打"是一个既对立又统一的概念，"风"即柔弱、柔软之意，"打"即坚硬、坚强之意，二者相对而言。首先，风打反映了药物的功效特点。瑶族古代医者认为，药物功效有风、打之分，"风者纯而缓，打者燥且急"，风药具有和缓、平调脏腑机能的作用，如白九牛、紫九牛、大钻、小钻；打药则作用较为峻急，取效速捷，具有峻逐邪气之效，如入山虎、上山虎、下山虎、猛老虎等，气醇力专，作用刚峻，驱邪攻滞最速。其次，风打概括了药物的性质特征。药物禀天地之气生，阴阳之气长，天地之气禀赋之多少，对药性必然会产生直接影响。生长过程中得地之阴气多者，药材质地细腻，富含油汁、水津，药效柔弱和缓。如一身保暖（结香）、血党等，得地阴而质湿润，力缓性质温和，以调滋见长。生长过程中得天之阳气多者，药材质地干劲，少津或无汁，药效多激烈。又如白花丹、黑老虎，得天阳气而躁，力宏性质猛烈。

当然，药物的风打、柔刚是相对的，亦有许多药物兼具风打之性，如血三七、血见愁、开刀见血等，禀刚之气、得柔之性，既能攻坚软坚、活血化瘀，又能滋阴而潜阳，一药而数用。

1. 风药

风药是具有清热解毒、祛风除湿、活血散瘀、补气补血、健脾胃、益肝肾作用的药。如白背风、血藤、鸭脚木、九龙藤、麻骨风、四方藤、半边风、大发散、小发散、红糖等，常用于痧病、肝胆和消化道疾病、妇科疾病、神经科疾病及小儿疳积等。临床上用风药较安全，其毒副作用小，一般不会因过量而伤身体，老人、儿童或孕产妇都可放心使用。

2. 打药

打药是具有散瘀、消肿、止痛作用的药，如"虎"类及部分"钻"类药物。如杉树、松树、三七、鸟不站（鹰不扑）、青蒿、尖尾凤、韭菜、透骨消等，常用于治疗跌打损伤、毒蛇咬伤、风湿骨痛、无名肿毒等。打药应用过量易伤身体，孕产妇及妇女月经期禁用；妇女、儿童及老人应慎用。

3. 风打相兼药

除了前面所述及的风药、打药，瑶药中还有一类药既具风药的功效又具打药的特性，称之为风打相兼药。如部分"钻"类药，包括大钻、小钻、九龙钻、大红钻、小红钻、双钩钻、六方钻、四方钻、槟榔钻等，气味多辛、苦，性温，既能行气止痛、祛风除湿、舒筋活络、健脾消气，又能散瘀消肿，用于治疗风湿痹痛、筋骨痛、腰腿痛、坐骨神经痛、跌打损伤，还可用于治疗病后虚弱、头晕目眩、小儿疳积、急性肠炎、慢性胃炎、胃溃疡、痛经、产后腹痛、产后风瘫等。使用此类药时，在剂量上不应偏执，而应根据不同的疾病、不同的病情、不同患者的体质，严格把握用量，风打有所侧重，既要避免病轻药重，达到去病而不伤人的效果，又要避免药轻病重，难以发挥作用。

（二）药物命名理论

瑶医对药物的命名形象生动，通俗易懂。瑶药常以传统习俗、药用部位、性状功效等作为命名依据。瑶医"老班药"按其功用、生存环境、生态命名，有"五虎""九牛""十八钻""七十二风"之称，如大接骨风、刺手风等。

根据不同药用部位用瑶语命名。如瑶语称草为"咪"，称木（树）为"亮"，称藤为"美"，称果为"表"，称花为"绑"，称块根为"台"等。

根据药物形态命名。如鹰爪风、鹞鹰风因原植物的花或刺形状如鹰之爪，羊奶果因原植物的果实状似羊之奶等。

根据药材性状命名。如秤砣藤（两广猕猴桃）、红丝线（茜草根）等。

根据药物功效命名。如一身保暖（结香）、十全大补（假木通）、拾板救（鸡骨香），它们属于滋补类药物；而麻骨风、半枫荷则是治疗风湿痹痛、跌打损伤的药物。

以生长环境命名。如上山虎、下山虎等，下山虎只有在山腰以下才能找到，山顶是不会有的。这样命名不仅给采药人员提供了极大的方便，而且还有利于瑶药的推广及传播。

（三）性味功能理论

瑶药种类繁多，据调查所用品种达1236种，其中最常用的是"五虎""九牛""十八钻""七十二风"共104种瑶药。

1. 药性与功能

瑶医根据药物性能结合长期的临床实践，对具体某一种药，除了药性分为温、热、寒、凉、平，还按药物功效分为风药和打药，其中又有温热药、寒凉药之分。

2. 药味与功能

瑶药的药味可分为苦、甜、麻、酸、锥、辣、涩、淡等8种，不同的药味对应不同的性能和功效。有歌诀为证，如"形态识别须多认，常用五味要弄通；辛散气浓能解表，辛香止痛治蛇虫；苦能解毒兼清热，咸寒降下把坚攻；味淡多为利水药，甘温健脾补中宫；酸味固湿兼收敛，性味精研用不穷；若要发挥药永效，辨病识药第一功"。苦味药有清火的作用，如同乐七、水灵芝、地苦丹；甜味药有补益的作用，如野山参、胖婆娘；麻味药有胜寒燥湿的作用，如山花椒、马蹄香、羊角七；酸味药有止泻收敛的作用，如酸米草、酸菜根、野梅子；锥味药有消毒治阴疽的作用，如独脚莲、螃蟹七、三步跳；辣味药有解毒生肌的作用，如辣蓼草、雄黄连；涩味药与酸味药作用相似，多用于治疗虚汗、泄泻、遗尿、滑精等滑脱证，如结香等；淡味药有通下破气的作用，如铁筷子、金腰带、金边七。

（四）颜色、形态功能理论

1. 颜色与功能

瑶药就其颜色来说，不外红、白、黄、黑4种。瑶医先贤有"以黄治黄，以白治白，以红治红，以黑治黑"之古训，具体内容如下：红色药走血分，有补血、破血、生肌的作用，如朱砂莲、破血子、人血草等；黄色药走皮肉，有清热解毒、杀虫、祛风的作用，如岩防风、地苦丹、雄黄连等；白色药走气分，有补气、行气、消气解毒的作用，如白山七、紫金沙、萝卜七等；黑色药走骨骼，有滋肾补胃、利水、散积、除寒利湿的作用，如岩耳、麻布七、羊角七等。

2. 形态与功能

瑶医学认为，动植物的形态、属性，与其性味、功能有着密切的关系。如识药歌诀"叶茂有毛能止血""草木中空善治风""叶里藏浆拔毒功""圆梗白花寒性药""热药梗方叶亦红""根黄清热退黄用""节大跌打驳骨雄"等，朗朗上口，简便实用。胖婆娘、土鸡母等药形态肥胖饱满，以补益人体各部虚损；四大王、金八爪根须发达，形似人指和远程筋脉，可治疗四肢诸疾；一棵珠根块似人头，以治疗头部疾病；算盘七、金边七形似脊柱，以治疗腰背疼痛；猴子七形似猴，取其攀缘之性能，用于诸药不及；螃蟹七形似蟹，性横行，用于治疗腰部两侧之疾；藤本似人经络，以通经活络为用。还有诸药以皮治皮，以梗治骨，枝行四肢，杆行躯体，籽以滋养，叶以清散；质脆者其性躁烈，质柔者性缓和，质轻者上浮为阳，质重者下沉属阴。

（五）产地与功能理论

瑶药的功效与性能还与产地有着密切的联系。产于高山者由于气温低，其性能多偏于寒凉；产于低谷者由于气温高，其性能多偏于温热。例如，麻布七、红骨喜生长于湿地，有利水除湿之功；耳环金、一卦边生长于陡壁干燥之处，有除风燥湿之功；还阳草、人字金喜生长于悬崖绝顶，必系回阳之药；黄精、党参生长于土肥林中，可列补益之方；慈姑生长于水中，以利水泻火为用；血藤、木通性形攀缘，为通经行络之品……

（六）动物相克用药理论

在长期的医疗实践中，瑶医积累、总结了丰富的用药经验。瑶医的处方简而精，用药灵活，用药理论独特。瑶医常以动物之间的相克关系来指导用药，如观察猫能捉老鼠，就用猫骨配其他药治疗老鼠疮（即淋巴结核）；蜈蚣怕公鸡，就以公鸡的唾液来治疗蜈蚣咬伤；等等。在瑶医治病配方中，类似的例子很多，瑶医把深奥的医学科学原理形象化，并与生活结合起来，以便记忆、传授及使用。

（七）动植物药配伍使用理论

瑶医常用植物药与动物的肉、骨头和内脏配伍，常能收到特效。究其原因如下：植物药大多是用新鲜的原生药，未经过特殊的加工炮制，一般水煎服或外洗，这样药力一般较猛，易过量而产生毒副作用，特别是打药，与动物药配伍后，药力就和缓些。再则配入骨头等共炖，久煎后一些毒性植物药其毒性可降低。同时，由于瑶族地区历来生活条件艰苦，生活水平不高，动物蛋白来源少，加入动物的骨、肉、内脏共炖，吃肉喝汤，可以增加机体动物蛋白的摄取量，从而增加机体的抵抗力。有些动植物药配用，还能起到协同、增加药效的作用。

二、瑶药配伍

1. 主药

针对主病或主要症状，在治疗过程中起主要作用的药物，称为主药。主药往往剂量最大，药力最猛，在处方中不可或缺，相当于中医学的君药。

2. 配药

针对次要疾病或次要症状，或在治疗过程中辅助主药以加强治疗主病或主要症状作用的药物，称为配药。配药在处方中剂量一般小于主药，相当于中医学的臣药、佐药。

3. 引路药

引导主药、配药到达病变部位，使其集中在患部以发挥最大功效的药物，称为引路药。引路药在处方中剂量一般较小，相当于中医学的使药。

三、瑶药常用剂型

（一）常用剂型

在药物制剂方面，瑶医常用的有煎剂、散剂、外用膏剂、丹剂、丸剂、酒剂、搽剂、烟熏剂、洗浴剂、佩挂剂等，这说明瑶医在药学方面已具有较高的造诣。

1. 煎剂

煎剂又称汤剂，是指将药材饮片或粗粒加水煎煮，去渣取汁服用的液体剂型。煎剂具有很多优点，能适应临床需要，可随症加减处方；可充分发挥方药多种成分的综合疗效和特点；吸收快，奏效迅速；价廉易得；制备方法简单易行。但煎剂也存在一定的缺点，如需临用新制，久置易发霉变质；不便携带；直接服用剂量大，特别是儿童难以服用；由于以水煎煮，脂溶性和难溶性成分不易完全提取。

2. 散剂

散剂是指一种或数种药物经粉碎、混合而制成的粉末状剂型，其比表面积较大，具有易分散、奏效快的特点，能产生一定的机械性保护作用。此外，因其制法简便，剂量可随症增减，当不便服用丸、片、胶囊等剂型时，均可改用散剂。但由于药物粉碎后比表面积较大，其嗅味、刺激性、吸湿性和化学活动性等也相应地增强，使部分药物易起变化，挥发性成分易散失。因此，一些腐蚀性强及易吸湿变质的药物，不宜配成散剂。

散剂按医疗用途可分为内服散剂和外用散剂，按组成可分为单散剂与复方散剂，按药物性质不同可分为含毒性药散剂、含液体成分散剂、含共熔成分散剂，按剂量可分为剂量型散剂和非剂量型散剂。

3. 外用膏剂

外用膏剂系指采用适宜的基质将药物制成专供外用的半固体或近似固体的一类剂型。此类剂型的制剂广泛应用于皮肤科与外科，具有保护创面、润滑皮肤和局部治疗的作用，可以透过皮肤或黏膜起作用。外用膏剂主要包括软膏剂、膏药、橡胶剂3种。

4. 丹剂

丹剂系指汞与某些矿物药在高温条件下炼制而成的不同结晶形状的无机汞化合物。丹剂按其制法有升丹和降丹之分。升丹中最常用的是红升丹和黄升丹；降丹中常用的是白降丹，又称降药、白灵药、水火丹等。丹剂按其色泽又可分为红丹药、白丹药。瑶医使用丹剂，主要应用于外科，治疗痈疽、疮疖、疔、瘘、瘰疬等，起到提脓、去腐生肌、燥湿、杀虫等作用。丹剂特点是用量少、价廉易得、药效确切、用法多样化，可制成散剂、钉剂、药线、药条和外用膏剂。

5. 丸剂

丸剂俗称丸药，系指药材细粉或药材提取物加适宜的赋形剂制成的球形或类球形剂型，主要供内服。丸剂服用后在胃肠道中溶散缓慢，逐渐释放药物，作用持久，故多用于慢性病的治疗。对毒性、刺激性药物，通过赋形剂调节制成丸剂，可延缓其吸收，减弱毒性和不良反应。丸剂在制备中不仅能容纳固体、半固体药物，还可以较多地容纳黏稠性和液体药物。贵重、芳香不宜久煎的药物如麝香、牛黄、苏合香等宜制成丸剂使用。丸剂还可掩盖药物的不良气味。但丸剂亦有缺点，如服用量较大，小儿服用困难；制作方面，其溶散时限难以控制；丸剂多用原材料粉碎加工制成，生产流程长，易受微生物污染而生霉长菌等。丸剂按赋形剂不同，可分为水丸、蜜丸、水蜜丸、浓缩丸、糊丸和蜡丸等；按制法不同，可分为泛制丸、塑制丸和滴制丸。

6. 酒剂

酒剂又名药酒，系指药材用蒸馏酒浸提成分而制得的液体剂型。药剂多供内服，并可加糖或蜂蜜调味和着色。酒甘辛大热，能通血脉、行药势、散寒，含微量酯类、酸类、醛类等成分，气味醇香特异，是一种良好的提取溶剂。药材的多种成分皆易溶解于白酒中，某些用于治疗风寒湿痹、祛风活血、散瘀止痛的方剂，制成酒剂应用效果更佳。儿童、孕妇及心脏病、高血压患者不宜服用。

7. 搽剂

搽剂是选择药材提取物、药材细粉或挥发性药物，用乙醇、植物油或适宜的溶剂制成的混悬的外用液体制剂。一般来说，搽剂有镇痛等作用。

8. 烟熏剂

烟熏剂是用药物烧烟熏患处或全身而达到治疗的目的的剂型。一般有烟草灸、药物灸、线香灸等，其作用机理都是借灸火的热力给人体以温热刺激，通过筋脉腧穴，发挥疏通筋脉、调和盈亏、调理气血、扶正祛邪的作用。

9. 洗浴剂

洗浴剂是用药煎汤熏洗全身或局部而达到治疗的目的的剂型。用热药液熏洗皮肤或患处时，由于温热刺激，引起皮肤各处的血管扩张，能促进局部和周身的血液和淋巴循环，使新陈代谢旺盛，改善局部组织营养和全身机能，并能疏通经络、促进经络的调节活动功能。洗浴剂需用原药汁，切勿加生水。

10. 佩挂剂

将所选药物（一般均为芳香性、挥发性药物）研末装入囊或袋内，缝严或用胶水粘严，固定即成。可系挂于颈项、肛前或内衣口袋及其他部位。

（二）药物剂量选择

剂量，指药物在临床应用时的分量，一般包括重量（如市制的两、钱、分、厘，公制的克、毫克）、数量（如枚、粒、片、个等）、容量（如升、合、匙、毫升）、长度（如尺、寸）等。大多数药物以重量表示。瑶药内服的常用剂量为5～15克，外用适量。但药物的用量亦会因患者病情、体质、配伍、剂型、药物性质及地区、季节的不同而相应加减。

1. 患者病情不同，剂量不同

疾病发展到不同阶段，药物的剂量应与病情相适应，既不能药轻病重，也不能药重病轻，而应做到药与病相符。凡病势沉重而药力弱、药量轻，则效果不佳；病势轻浅而药力猛、药量过大，则易损耗正气。所以说，药物剂量适宜是提高临床疗效的关键。

2. 患者体质不同，剂量不同

患者体质的强弱、年龄的老幼、体重的轻重，对药物的耐受程度各有差异，因此使用打药时，患者平素体质强的用量宜稍大，体质弱的用量宜小。老年人和儿童的用量应少于成年人，5岁以下小儿通常为成人量的1/4，5～6岁儿童可按成人量减半使用。体重较重者，用药剂量亦大。久病者用药剂量应低于新病者的剂量。老年人及身体极度虚弱者在应用补益之品时，要注意开始时剂量宜小，而后逐渐加大剂量，最终确定一个较佳的剂量，以防止药力过大，病人反而不受补，导致委顿。

3. 配伍、剂型不同，剂量不同

单味药应用，剂量宜大；多味药相互配伍使用，剂量宜小。比如，单独使用一味紫金牛治疗贫血，可用至150克；若与其他药配伍，只需10～15克。另外，汤剂中的用量应比丸剂大。在同一处方中，主药用量一般比配药用量大，主药治疗主证，起主要治疗作用，配药配合主药发挥疗效或治疗兼症。

4. 药物性质不同，剂量不同

药性平和的药物，用量稍大，一般无不良反应；毒性药及烈性药，用量过多，易产生副作用，甚至中毒，应严格控制用量。金、石、贝壳类质重而无毒性、无烈性的药物，如龙骨、牡蛎、石膏等，用量一般宜大；花、叶类质轻的药物，如灵香草、绞股蓝、玉叶金花，一般用量宜小；味厚滋腻的药物，如岗梅、白狗肠，用量宜稍大；芳香走窜的药物，如沈杉木、满山香、木香等，用量宜小。

5. 地区、季节不同，剂量不同

我国南方地区温暖潮湿，温热滋腻之品用量不宜过大；北方地区寒冷干燥，寒凉香燥之品，用量宜小。春夏气候炎热，易出汗，故发汗之品用量不宜大；秋冬气候寒冷，不易出汗，发汗之品的剂量可以适当增加。

（三）方剂的用法

方剂的用法包括内服和外用两种，特别要注意用药时间和用药方法。用法恰当与否，对疗效有一定的影响，因此应予以重视。

1. 用药时间

一般来说，内服药宜在饭前1小时，以利于药物尽快吸收，但对胃肠有刺激的方药宜饭后服用，以防产生副作用；滋补方药，宜空腹服用；治疟方药，宜在发作前2小时服用；安神方药，宜在睡前服用；急症重病者，可不拘时间服用；慢性病应定时服用，使之能持续发挥药效。根据病情的需要，有的可一天服药多次，有的可煎泡代茶饮用。

2. 用药方法

煎剂的用药方法一般是每日1剂，将头煎、二煎药液合并，分2次或3次服用，对于急病、重病者，则1次顿服。如果病情严重，亦可每日服用2剂以加强疗效。汤剂一般宜温服，治伤风药更要热服，使其出汗；有时需要冷服，如对热甚烦躁者。而剧烈呕吐时宜先服少许姜汁，或用鲜生姜擦舌，或嚼少许陈皮，然后再服汤剂，宜少量频饮冷服。散剂和丸剂是根据病情和具体药物定量，日服2次或3次。散剂中有些可直接用水送服，有些可加水煮沸取汁，还有些用于外敷或掺洒疮面。各种丸剂可以直接用水送服等起治疗作用。至于其他剂型，可参考制剂情况及方药功用酌情而定。

四、瑶药用药禁忌

在服药时，为了注意安全，保证疗效，必须重视禁忌问题。

1. 妊娠用药禁忌

有些药物对于妊娠妇女有堕胎的副作用，故妊娠者当禁忌。按照药物副作用的大小不同，可分为禁用与慎用两类。禁用的药物大都毒性较强或药性猛烈，如过路先锋、三叶木通、小罗伞；慎用的药物包括有祛瘀通经、行气破滞及辛热滑利之品，如过江龙、土牛七、掌血。禁用的药物，绝对不可使用；慎用的药物，可以根据病情酌情使用。

2. 用药时饮食禁忌

用药时饮食禁忌是指在服药期间对某些食物的禁忌，也就是通常所说的忌口。一般来说，在用药期间应忌食生冷、油腻、辛辣、不易消化及有特殊刺激性的食物。如寒性病不宜食生冷食物，热性病忌食辛辣及油腻食物，疮疡及皮肤病忌食鱼、虾、鳖等腥臭食品及刺激性食物。瑶族祖先对用药时的食物禁忌十分重视，如"绿豆不能配狗肉，火烧鱼不能配韭菜"。虽然有些说法是因偶然发生反应而被列入禁忌的，但是仍应引起注意。

第三节　瑶医方剂基本理论

一、组方基本理论

（一）组方理论

瑶族人民在长期的生活实践中总结出一套有效的治病、防病经验，这些经验多为直接经验，简单实用，传播形式以山歌为主，多为口授心传。瑶医药理论并不复杂，一方面是由于瑶族对瑶药的基本物质研究探讨还不够深入，另一方面过去瑶族接受教育的机会很少，文化素质普遍较低，对过于复杂的医学理论难以理解和传播。所以，通过简略的理论形式，有利于瑶族医学的继承和传播。虽然瑶医药的理论基础不是非常成熟，但是从另外一个角度来看，瑶医流传下来的经验真实可靠，被复杂的理论歪曲、遮蔽的较少，且通过朗朗上口的山歌形式，能够较好地传播瑶族医药知识，使得瑶医药长期得以完整地保留，民间瑶医的一些治病经验与治病方法流传相当广泛。

在长期的生活实践中，瑶族人民从运用单味药发展到多味药治病，积累了相当丰富的用药经验。瑶药方剂正是在此基础上逐渐发展形成的。众所周知，药物的功用各有所长，也各有所短。单味药药力专一，有利于解决主要症状，治疗上有一定的优点，故瑶族民间也有不少单方至今常应用。但单味药亦有不足之处，往往难以适应复杂的病情。因此，根据临床病情需要，在治法的指导下，选择适宜的药物配伍组成复方运用，扬长避短，能更好地发挥药物治病的作用，更适用于复杂的病情。此外，复方亦可根据不同用途和治法制成一定的制剂，是临床治疗疾病的重要手段。

瑶药方剂组方理论独具一格。首先，瑶医以盈亏理论指导临床诊断及用药，组方时根据药物的特性和瑶医的组方原则，将主药、配药、引路药相互结合，使之更好地发挥治疗疾病的作用。当然，瑶药方剂的组成虽有主药、配药、引路药的不同，但在具体应用时，可根据不同病症、不同病情合理运用，不必样样俱全，但主药是必不可少的。其次，瑶医的处方简而精，用药灵活，理论独特。例如，瑶医常以动物之间的相克关系来指导用药，如观察猫能捉老鼠，就用猫骨配他药治疗老鼠疮（即淋巴结核）；蜈蚣怕公鸡，就以公鸡的唾液来治疗蜈蚣咬伤；等等。在瑶医治病配方中，类似的例子很多，他们把深奥的医学科学原理形象化，并与生活结合起来，以便记忆、传授及使用。

（二）组方特点

瑶药基本为采用瑶山盛产的草药及动物药，药物以鲜用及饮片为主，部分经特殊炮制后使用。瑶医用药品种总计达千余种，掌握并经常使用的品种一般在200～300种。瑶医根据天、地、人"三元和谐"，万物消长、盈亏平衡等理论及祛因为要、风亏打盈等治疗原则和临床实践经验，按药物特点将瑶药分为风药、打药和风打相兼药。瑶医在诊疗中按需选择适合的瑶药，组方简便廉验、灵活运用，具有以下几个特点。

1. 组方简单有效

瑶医在临床治疗的过程中，运用药物组方力求简单有效，很多方剂只有一味药。在治疗乳疮及乳痈时常用百花丹、五爪风、穿破石、鬼针草等单味药捣烂后局部外敷，即可达到消肿止痛的目的。这种方法避免过度用药带来的一系列不良反应和经济负担，而且在临床应用中均收到较好的效果。

2. 药量机动灵活

瑶医在治病过程中根据疾病的不同、症状的缓急、年龄的大小等情况进行组方。如在治疗风湿病或闭经的方剂中槟榔钻用到30克，但是在治疗急性阑尾炎的方剂中用量可达60克，两个方剂中槟榔钻都为主药，用量却相差很大。从组方主药的用量中可以看出，瑶医治病非常灵活，根据病情的轻重缓急来对症下药。如在治疗急性阑尾炎的方剂中，槟榔钻用到了60克，其目的就是要突出主药的活血、行气、止痛等作用，通过药物达到化瘀止痛的目的，使疾病得到治愈。在治疗贫血时，大血藤可以用到150克，效果较为显著，且未见不良反应。这也符合中医理论中的辨证施治的原则，针对重症使用大剂量的药物，可以恰到好处地达到治疗疾病的效果。

3. 常用生鲜药物

瑶医在临床用药过程中，常常应用毒性小或无毒生鲜药物，即用即采，经口嚼或绞汁，将生药原汁直接内服，或捣烂外敷，或煎汤服用。瑶族人民长期生活在山区，便于采集药物，尤其是新鲜的野生药材，且瑶医认为药物鲜用，气宏力猛，药味精当，收效迅速，更能达到较理想的治疗效果。

4. 疼痛病症多用藤茎类药物

瑶医用药的另一个特点是，在治疗风湿及疼痛病症的组方过程中，多用藤茎类药物。瑶医认为，藤茎类药物性善走穿，活血止痛的功效较明显，其中以五味子科的植物藤茎入药较多。

5. 药物多与动物的骨肉同时炖服

组方的药物多与动物的骨或肉同时炖服，这是瑶医临床用药的另一个特点。由此也可看出，瑶医非常重视饮食疗法，认为此法经济实惠，简便易行，安全可靠。荞麦、三七、鳝鱼同煮治肺痈吐脓血，胡椒、乌龟肉、猪肚共炖治虚寒胃痛，等等。用现代医学的观点解释，这可能是因为加入动物的骨或肉炖服，可增加药物脂溶性成分的浸出，提高了有效成分的利用率，从而保证了组方的临床效果。

6. 外用药多以酒、醋为引路药

瑶医在使用外用药时，基本都是将药物与米双酒或醋共浸，或用米双酒或醋共同炒热后局部外敷。对于风湿骨痛和大多数外伤类疾病，均可起到良好的作用。酒类溶剂对药物的有效成分具有较好的溶解作用，同时也具有活血化瘀的功效。如治疗皮肤疾病，在组方的过程中，多数将药物用米醋浸泡后局部外用，对于皮炎类疾病疗效比较好。

总之，瑶医临床组方灵活，方剂精而小，根据病情变化，随时变换方中的药物组成及用量，轻症者用量较小或仅用单味药，重症者则多味药联合应用。疾病发展到不同的阶段，药物的剂量应与病情相适应，既不能药轻病重，也不能药重病轻，而应做到病情与用药相符。凡病势沉重而药力弱、药量小，则效果不佳；病势轻浅而药力猛、药量大，则易损耗正气。组方的药物剂量适宜，是提高临床疗效的关键。

7. 用药注重人的体质和年龄

瑶医组方强调根据患者的体质不同，选用不同的方剂。如使用打药时，患者平素体质较强者的用量宜稍大，体质弱者的用量宜小；老年和儿童的用量应小于成年人；5岁以下小儿通常只用成人量的1/4；5～6岁儿童可按成人量减半使用；体重较重者，用药剂量可增加；久病者用药剂量应低于新病者的剂量。老人及身体极度虚弱者在应用补益之品时，开始时剂量宜小，而后逐渐增加，最终确定一个较佳的剂量，避免药力过大而产生严重的不适感，影响疾病的治疗。

8. 养生保健方剂丰富

瑶医组方的另一个特点是用于保健防病的方剂较多，很多经验组方都是在生活实践中取得的。瑶医历来就有传统的药浴习惯，每逢春季即进行药浴，其组方简单易行，通过药浴达到防病的目的，虽然在药浴的方剂方面未见有更深入的研究，但是通过药浴可以防病已被大量的实践所证实。比如，覃迅云教授在中央电视台的讲座中所介绍的药浴方剂，其组方精炼，应用性、针对性都很强，具有非常实用的价值。很多药浴防病的实例说明，其组方中的药物可以提高抗病能力。用现代医学的观点分析，就是通过提高机体免疫功能达到防病的目的。例如，瑶医以灯盏菜一味水煎用于孕妇，在产前服用无不良刺激，且婴儿出生后健壮。另外，根据瑶族的传统习惯，小儿出生后即服用"开口水"，处方简单，安全实用，可以达到排胎毒、防疾病的目的，服用后的小儿身体健壮，均无皮肤患疾。

瑶族的防病养生歌诀至今仍沿用。"春节菖蒲温辛香，内服外浴效验彰；四肢湿痹屈难伸，耳鸣头风五劳伤。菖蒲能祛瘟虐瘴，咳逆上气用亦良；常服骨坚颜面艳，延年益寿百年长。二月初一鸡矢糕，四肢湿痹预防好；三月清明黄花饭，肝炎目赤治效高。四月初八枫木香，枫枝插门户户唱；糯米饭同韭菜炒，不畏湿气与岚瘴。五月端午用雄黄，疗癣鼠瘘痔疽疮；雄黄早晚背身上，诸虫蛇毒不敢伤。白花韭菜粽粑香，草果浸液祛虐瘴；小钻五加诸味药，熏洗除湿去痹良。婚娶办席需槟榔，酒后代茶以御瘴；醒之能醉醉能醒，健脾和中补劳伤。小儿降生烧苍术，川连频咽时时知；满岁防病铜锁住，外出祛邪插桃枝。六十老人备命粮，初一十五食安康；鸡子蜜糖蒸饭上，久服强身百年长……"这些养生歌诀都充分展示了瑶族人民的防病养生文化。

上述瑶医用药组方的特点，都是瑶族人民在生活实践中的经验总结。瑶医用药

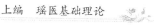

方法很多，用药途径独具特色，在防病治病方面起到了重要的作用。

（三）组方配伍目的

"用药有利有弊，用方有利无弊。"总体而言，遣药组方目的不外乎增效、减毒两个方面，通过合理的药物配伍，调其偏性，制其毒性，增强原有疗效或产生新的功效，消除或缓解其对人体的不良影响，发挥其相辅相成的综合作用，更好地照顾全面病情，符合临床的要求。通过配伍，可以起到以下作用。

1. 增强药力

相近的药物配伍，能增强治疗作用，这种配伍方法在组方运用中较为普遍。

2. 产生协同作用

药物之间在某些方面具有一定的协同作用，常相互需求而增强某种疗效。

3. 控制多功用单味中药的发挥方向

单味药的功用发挥往往受复方中包括配伍环境在内的诸多因素所制约。通过配伍，可以控制药物功用的发挥方向，从而减少临床运用方药的随意性。

4. 扩大治疗范围，适应复杂病情

在临床上通过随症配伍，可以使这些基础方剂不断扩大治疗范围。

5. 控制药物的毒副作用

通过配伍控制毒副作用，主要反映在两个方面：一是一种药物能减轻另一种药物的毒副作用；二是多味功用相近药物同时配伍的运用，既可利用药物的协同作用，又能有效减轻毒副作用。

（四）方剂的基本结构

瑶药方剂应根据病情，在瑶医治法的指导下，选择合适的药物，斟酌用量配伍而成。在一个方剂中，不同作用和地位的药物还应符合严密的组方基本结构，这样才能做到主次分明，配伍严谨，切合病情，全面兼顾，扬长避短，提高疗效。

瑶医在临床实践中不断总结经验，形成了独特的配伍方法，即主药、配药、引路药的组方形式。主药乃针对主要病症起主要治疗作用的药物，合理选择主药是瑶医对因治疗、辨证论治的重点。配药一是针对兼症起治疗作用，二是帮助主药加强治疗主病的作用，三是缓和方中药物的偏性，制约某些药物的毒性或烈性。引路药可引导方中药物达到病变部位，使方剂能发挥最大功效。

主药、配药、引路药主要是以药物在方中所起作用的主次地位为依据，但在遣药组方时并没有固定的模式，并非主药、配药、引路药都必须具备，也不是每味药只任一职。每一方剂的具体药味多少，以及配药、引路药是否选用，全视具体病症、病情和治疗要求的不同，以及所选药物的功能来决定。但是，任何方剂组成中

主药不可缺少。一般来说，主药的药味较少，且其用量比配药、引路药要大，这与中医对组方基本结构的要求是一致的。组方时应重点考虑配伍用药的合理性，使之更好地发挥整体作用。

（五）方剂的变化形式

方剂的组成虽有一定的原则，但也有很强的灵活性。临症运用成方时，应根据患者的具体病情、体质状况、年龄大小、环境气候等不同予以灵活加减，通过灵活变化来适应具体病情的需要。方剂的变化形式主要有以下3种。

1. 药味加减的变化

药物是方剂的主要组成部分，当方剂中的药物增加或减少时，必然会使方剂的功用和应用范围发生变化。在主症未变的情况下，随着次要症状的出现及兼症的不同而加减变化的方法，通过增减方中辅助的药物，使之更加适合病情变化的需要。此外，增减方中的药物品种或数量，改变方中的主要配伍关系，可以改变其主要功用，适用范围随之改变。如果方剂中增加或减少一两味药，适应证就会有所不同，往往直接影响该方的主要作用。但在组方加减时，一定要注意所治疾病的病机、主症都要与原方基本相符，否则是不相宜的。还有一点，对方剂加减时，不可减去主药，否则就不是某方加减，而是另组新方了。

2. 药量增减的变化

药量增减的变化，指的是组方药物种类不变，仅通过改变药物的用量，使方剂作用的主次位置相互转化，适用范围也就有所区别。此外，药物的用量直接决定药力的大小，药物用量的增减能更好地适应患者不同的个体差异（年龄大小、病情轻重、体质强弱等）的需要。

3. 剂型的变化

同一个方剂可根据病情的需要和药物特点制备成不同的剂型。不同剂型其生物利用度及药效有所不同，因此在临床应用时，应正确选择剂型，制订合理的给药方案，以提高临床疗效。一般来说，煎剂的生物利用度高，药效发挥迅速，适用于病情危重者；丸剂药效缓慢，便于携带，适用于病情缓慢者。

二、瑶医方剂的分类

瑶医方剂的分类，有病症分类法、主方分类法、功用（治法）分类法、综合分类法等。

（一）病症分类法

按病症分类涉及内科、外科、妇科、儿科、五官科等科，还包括以脏腑病症或以病因等分类方剂。此种分类方法便于临床以病索方。

（二）主方分类法

方剂冠以主方，用以归纳其他同类方剂。这种分类方法对归纳病机、治法共性的类方研究具有较好的作用。

（三）功用（治法）分类法

方剂的功用与其所体现的治法是一致的，故常以治法分类方剂，"以法统方"正是对治法分类方剂的理论总结。

（四）综合分类法

综合分类法既能体现以法统方，又能结合方剂功用和诊治病因，并照顾到治有专科。这种分类法概念清楚，提纲挈领，切合临床，照顾面广，被临床所推崇。

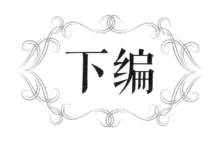

下编

瑶医优势病种诊疗

第一章　内科疾病

第一节　播哈（buqv ha）/ 咳嗽

【病名】

瑶医病名：播哈（buqv ha）。

中医病名：咳嗽。

现代医学病名：支气管炎。

【概述】

播哈，瑶语病名为 buqv ha，相当于中医的咳嗽，以有声无痰为咳、有痰无声为嗽为主要临床症状，一般为痰、声并见，难以截然分开，故统称咳嗽。临床上咳嗽的分类很多，治疗应当根据具体情况而定，现代医学的支气管炎等呼吸系统疾病均属本病范畴。

【病因病机】

由于天气的突然变化，或者是机体感受了痧气、瘴气、邪风以后，邪气由鼻窍而入，通窍全身，使得三元失谐，肺的卫外功能减弱，邪气入脉，通行经脉而上犯于肺，肺失宣降而为咳嗽；或是平素嗜烟酒而熏灼肺胃，其性燥而伤肺，肺气上逆而为咳嗽。另外，平素嗜食肥甘厚腻者或脾胃虚弱而生湿者，日久酿湿成痰，一来痰壅盛于肺，痰阻肺气，肺失宣降可致咳嗽；二来痰湿日久化热，热灼阴伤，盈亏失衡，肺燥而气机上逆亦可导致咳嗽。

【诊断依据】

（一）诊断要点

（1）天气突然变化，寒温失宜，或吸入烟尘、异味气体，或过度疲劳可诱发本病。

（2）主症：咳逆有声，或伴咽痒咳痰。外感咳嗽，起病急，可伴有流涕、恶寒发热等表征。内伤咳嗽，每因外感反复发作，病程较长，可咳而伴喘。

（3）兼症：全身乏力，或伴有潮热、盗汗、胸痛等，舌苔薄白或舌红苔黄。

（二）辅助检查

（1）两肺听诊可闻及呼吸音增粗，或伴散在干湿性啰音。

（2）血常规检查：急性期，周围血白细胞总数和中性粒细胞增高，血沉加快。

（3）肺部X射线检查：正常或肺纹理增粗。

（4）痰培养检查：确定病原微生物。

【治疗原则】

因痰、火、痧气、瘴气、寒湿等因素致病者，应抓住主要病机，以祛因为要、捉母擒子为治疗原则。另外，邪实阴伤者，以风亏打盈为主，用风药滋阴、打药祛邪，使机体盈亏平衡、三元和谐。

【治疗方法】

（一）内服方药

症状：痰多气急，咳嗽呈阵发性，咽痒，遇到冷空气刺激突发或加重，夜间加剧。

治则：疏风散寒，化痰止咳。

方药：前胡、荆芥、姜半夏、赤芍、细辛、炙甘草、旋覆花各6克，加姜3片、枣3枚。水煎服，每日1剂。

（二）外治疗法

1. 刺血疗法

上肢肩关节取尺泽，肘关节取曲泽，腕关节取中渚、阳池，下肢髋关节取委阳，膝关节取足三里、阴陵泉，踝关节取阿是穴及足背穴位。本病可间隔1～2周刺血治疗1次。主要用于治疗营热所致咳嗽。

2. 竹筒梅花针疗法

常规消毒后，将浸泡好的药酒（五爪风、舒筋藤、飞龙掌血、两面针各30克、生草乌20克，上药置药瓶中，加入75%酒精或50度左右白酒500毫升，浸泡10日，去渣待用）涂在肩背部及太阳穴周围，用竹筒梅花针蘸上药酒叩打涂药部位，亦可选择针灸穴位，可治疗咳嗽。

3. 火针疗法

用桐油火针、酒精火针或硫黄火针均可，针刺患者肺俞穴，每日1次，治疗风寒所致的咳嗽气喘。

4. 药物敷贴法

附片、肉桂、干姜各20克，山柰10克。共研末装瓶，先用拇指在双侧肺俞穴用力按摩半分钟左右，使局部潮红，再将一小撮药粉放在穴位上，用3厘米×3厘米医用胶布固定，隔日换药1次。若为久咳者，先用生姜及葱白捣汁擦拭肺俞穴及脊柱两侧。对急、慢性咳嗽均有效，尤适用于小儿咳嗽。

5. 鲜生含服法

可选用半枫荷、透骨香、钩藤、九节茶各适量，经口嚼或捣汁将生药原汁直接内服或入汤剂。

6. 握药疗法

桂枝、防风各10克，麻黄、防己、荆芥各5克，川芎15克，附子3克。共研细末，加葱白捣泥调和后握于手心，令微汗出，每日1次。

7. 滚蛋疗法

在肩背部位取热滚法，反复滚动热蛋，直至微汗出止，每日3次以上，5次为一个疗程。可治疗风寒咳嗽。

8. 药枕法、药被法、药衣法

麻黄15克，炒莱菔子15克，紫苏30克，厚朴20克，磁石30克，陈皮20克，干姜15克，桂枝15克，细辛15克，半夏20克，杏仁15克，白前15克，前胡15克，款冬花30克。上药共研细末，用薄棉布做成枕头、棉被或衣服，将药末装入里面，铺平整，令均匀，缝严固定即成。睡觉枕、盖或平时穿着，每日使用6小时以上，可治疗咳嗽。

（三）民间验方

（1）枇杷叶、煎枇杷叶（包）、紫苏各9克，苦杏仁12克，大蒜头3克。先将苦杏仁、大蒜头共捣烂，再将枇杷叶、紫苏煎汁150毫升左右，过滤后冲于苦杏仁、大蒜泥中浸泡。每日1剂，分2次服。适用于治疗外感咳嗽。

（2）瑶医食疗。

① 莱菔子、炒苦杏仁各等份，蒸饼丸如黄豆般大小，每服三五丸，时时咽津。适用于治疗痰壅气逆之久咳。

② 适当饮用菖蒲酒，可止咳平喘、祛痰。

③ 以香枫叶、黄姜汁蒸糯米饭，有顺气润肺而止咳的作用。

④ 以白果配合煮汤，可治疗肺热痰咳等。

⑤ 用莲藕煮猪肺，取其甘润以清养肺脏，治疗干咳无痰。

【注意事项】

（1）病室内应注意通风，保持空气新鲜，以温度在18～22 ℃、空气相对湿度在50%～70%为佳；应禁止吸烟。

（2）避免接触一些如尘埃、油漆、香水、喷雾剂、皮毛、花粉、油烟和煤烟等对呼吸道有刺激之物。

（3）加强防护意识，注意防止感冒，随季节气候变化增减衣被，保暖防寒。

（4）饮食宜清淡富有营养，少食肥甘厚腻之品，不食辛辣等刺激食品，远离过敏原。

（5）病期不食海鲜鱼虾等，忌食腌制食品，多食新鲜食物，避免吃过硬、过烫、油炸、烟熏类食物。

（6）患者应根据具体情况进行适量运动，以增强免疫能力，减少长期咳嗽而带来的痛苦。

第二节　虾紧（kornx baengc）/哮病

【病名】

瑶医病名：虾紧（kornx baengc）。

中医病名：哮病。

现代医学病名：哮喘病。

【概述】

虾紧，瑶语病名为 kornx baengc，相当于中医的哮病，以喉中哮鸣有声、呼吸气促困难，甚至喘息不能平卧为主要临床特征。在我国北方更为多见，可见于现代医学的阻塞性肺气肿、肺源性心脏病、心肺功能不全等疾病。

【病因病机】

由于外感邪气后，导致肺气壅阻，气不布津，聚液生痰，宿痰伏肺，受到了秽浊不正或暑浊之痧气、瘴毒，或是吸入了花粉、烟尘、异味气体、动物毛屑等过敏原，或是因气候变化、饮食不当、情志失调、劳累过度等，导致三元失和，痰随气升，气因痰阻，痰阻气道进而痰气搏结，壅塞气道，气道挛急而通畅不利，肺气由此宣降失常而引动停积之痰，出现痰鸣气喘之象。

【诊断依据】

（一）诊断要点

（1）有家族病史或过敏史。

（2）多有慢性咳嗽、哮病、结核、心悸等疾病史。

（3）呈反复发作性，常因气候变化、饮食不当、情志失调、劳累等因素而诱发。发作前多有鼻痒、喷嚏、咳嗽、胸闷等先兆。夜间和（或）清晨症状容易发生或加剧。

（4）主症：发作突然，喉中哮鸣有声，出现喘息、气急、胸闷、呼吸困难或咳嗽等症状，甚者张口抬肩、鼻翼翕动、不能平卧或口唇指甲发绀等。多数患者数分钟至数小时后可自行缓解。

（5）兼症：呈桶状胸。少数患者还会出现以胸痛为主要表现的症状。

（6）体征：叩诊胸部呈过清音，心浊音界缩小或消失，肝浊音界下移。肺呼吸音减低，可闻及干性、湿性啰音或哮鸣音，或肝肿大、下肢浮肿、颈静脉怒张等。

（二）特色诊法

（1）鼻诊：鼻翼翕张见于哮喘急性发作期；鼻头色黄，主内有湿热，又主胸中有寒，鼻头黄而无泽，主气虚有痰；鼻头色白，主气虚血少。

（2）白睛诊：色鲜红，多为新病、急病、热病；色紫红，多为邪热入营、灼津为痰、灼血为瘀；色深红，提示症状加重，病情恶化。

白睛如蜘蛛网状（蜘蛛网状血管），提示患者有风痰、有瘀。如哮喘病患者，由于血液供氧不足而造成侧支循环的建立，同时也由于长期哮喘，导致血管破裂、散乱等。

（3）甲诊：拇指月痕若暴露太过，多属肺阴不足、肺热内炽，有咳嗽、咯血、盗汗等症；月痕暴露太少，提示肺气虚，可见咳而无力，气短懒言；双手拇指月痕不对称，多为肺络不畅，气血瘀阻，有胸痛、胸闷、气短的感觉。

（三）辅助检查

（1）两肺可闻及哮鸣音，或伴有湿啰音。

（2）血常规检查：嗜酸性粒细胞数量可增高，痰液涂片可见嗜酸性粒细胞。

（3）胸部X射线检查：一般无特殊改变，久病可见肺气肿影像改变。查体可见桶状胸等肺气肿体征。

【治疗原则】

治疗本病以祛因为要、风亏打盈、捉母擒子为主。宿痰为本病主要根源，所以在治疗上以祛因为要为主。因为本病在长期反复发作等过程中，容易对机体造成伤害，日久成痨，所以在发作的时候应注意缓解喘息、祛痰，以打盈为主，而平时则注意风亏、祛痰。故捉母擒子、风亏打盈亦为治疗的主要原则。

【治疗方法】

治疗总法以解毒除蛊法、启关透窍法、导滞开结法、兼多应杂法为主。另外，在疾病缓解期注意配合使用添火逼寒法、补气益元法。

（一）内服方药

1. 盈盛虾紧症（发作期）

症状：呼吸急促，喉中哮鸣有声，张口抬肩，咳呛阵作，脉弦紧或浮紧。

治则：散热定喘，调气导痰。

方药：金耳环20克，咳嗽草20克，不出林20克，鱼腥草12克，满天星20克，白纸扇15克，陈皮15克，半夏15克，紫菀20克，款冬花20克，甘草10克，大枣6枚。水煎服，每日1剂。

2. 元亏虾紧症（缓解期）

症状：气短声低，动则尤甚，或喉中有轻度哮鸣声，每因劳倦、气候变化等诱发哮病，舌淡苔白，脉细弱或虚大。

治则：补肺固卫，止咳息喘。

方药：鸡穿裤（仙鹤草）20克，黄花倒水莲25克，五指毛桃25克，罗汉果10克，矮地茶12克，鱼腥草12克，柑子叶3克，蜂蜜5克，甘草3克。水煎服，每日1剂。

（二）外治疗法

1. 熨法

石菖蒲、生姜、葱白各适量，艾叶一把。上药共捣烂炒热，用布包裹，趁热贴敷肺俞穴，可治疗阴寒型"虾紧"。

2. 药衣疗法

白檀香、沉香各15克，白芷、马兜铃、木鳖仁、甘松、升麻、血竭、丁皮、麝香、艾绒各适量，麝香另研，艾绒另捣碎，余药共研细末，拌入麝香和匀，最后入艾绒调拌，做成背心，令患者穿着使用。

3. 刺血疗法

在太阳、尺泽、鱼际、丰隆、阳交等穴直刺出血，再反复挤血、抹血，直至难挤出血为止。

（三）民间验方

1. 内服验方

（1）鱼腥草、满天星各12克，白纸扇3克，陈皮3克，人中白20克。水煎服，每日1剂。适用于痰热型哮病。

（2）罗汉果10克，矮地茶12克，鱼腥草12克，甘草3克，柑子叶3克。水煎冲蜂蜜服，每日1剂。可奏润肺止咳、清热化痰之效。

（3）叶荞灭（野荞麦）根60克，鱼腥草30克。共研细末，配鸡蛋煮吃。适用于痰涎壅盛夹热型哮病。

2. 瑶医食疗

（1）在本病治疗后期，疾病出现慢性虚寒性症状时，常以温热性食物来配合有关药物，以温阳祛痰，可配食用桂圆、生姜、大枣等食物治疗。

（2）平时以柑橘榨汁加入蜂蜜饮用可缓解本病。

【注意事项】

（1）半卧位，保持病房的安静和整洁，减少对患者的不良刺激。

（2）确定患者复发本病的病因和变应原，尽可能避免或减少与诱发因素的接触，以预防本病的发病和症状加重。

（3）密切观察本病的发作先兆症状，如胸闷、鼻咽痒、咳嗽、打喷嚏等，尽早采取相应的防治措施。

（4）多休息，防止其过度疲劳。

（5）饮食宜清淡且营养丰富，避免酸辣食物，多饮水，多吃水果和蔬菜；在治疗本病时，忌食各种海鲜、河虾、河蟹、肥甘厚腻等食物，以免引起发病或使痰湿加重。

（6）避免精神紧张和剧烈运动。

（7）避免受凉及上呼吸道感染。

（8）禁止吸烟。

第三节 泵虷（pom gorm buqv ha）/ 肺痈

【病名】

瑶医病名：泵虷（pom gorm buqv ha）。

中医病名：肺痈（痰喘、肺闭喘咳、肺风）。

现代医学病名：肺炎。

【概述】

泵轩，瑶语病名为 pom gorm buqv ha，相当于中医的肺风、肺痈、痰喘、肺闭喘咳等。泵轩主要指以发热、咳嗽、咳痰、呼吸急促等为主要临床表现的一类疾病，可伴有咳脓性痰或血痰、胸痛等，甚者可出现胸痛、呼吸困难等症状。本病对儿童及老年人的健康威胁较大。可见于现代医学的肺炎。

【病因病机】

本病的发生主要与外感邪气有关。如六淫邪气或者暑浊之痧气、瘴毒等，都可以导致本病的发生。另外，与本病患者的近距离接触也是导致本病发生的原因之一。在感染了邪气以后，正邪相互斗争进而出现发热、寒战，因机体内部及与天、地之间三元失谐，影响了肺的宣降，导致气机不利，进而痰堵气道而出现咳嗽、咳痰，当痰盛化热，痰热上涌时，便出现呼吸急促、胸痛等邪气盈盛的表现。

【诊断依据】

（一）诊断要点

（1）与本病患者的接触史。

（2）起病多急骤，发病前常有受凉、淋雨、疲劳、醉酒、病毒感染史。

（3）主症：发热、寒战、咳嗽、咳痰，甚者咳脓痰、血痰、铁锈色痰。可有患侧胸部疼痛的表现，且放射到肩部或腹部，咳嗽或深呼吸时加剧。病情严重者可出现呼吸频率增快、鼻翼翕动、呼吸困难、皮肤发绀等，更甚者可出现神志模糊、烦躁、嗜睡、昏迷等症状。

（4）兼症：常伴有头痛、全身肌肉酸痛，食量减少，少数患者会出现恶心、呕吐、腹胀或腹泻等症状。

（5）体征：轻者肺部体征无明显异常，仅胸廓呼吸运动幅度减小，叩诊稍浊，听诊可有呼吸音减低及胸膜摩擦音；重者叩诊浊音、触觉语颤增强并可闻及支气管呼吸音、湿啰音，心率增快且有时心律不齐。

（二）特色诊法

（1）验痰法：将脓血浊痰吐入水中，沉者是痈脓，浮者是痰；口唉生黄豆或生豆汁不觉有腥味者，便为肺痈。

（2）目诊：瞳孔呈现的黄色，如果是由化脓而来，可以认为是局部感染或肝脓疡、肺脓疡等其他身体部位的化脓灶转移所致。

（3）甲诊：慢性病变期间，还可见爪甲紫而带弯。

（三）辅助检查

（1）血常规化验：白细胞总数及中性粒细胞增高。

（2）X射线检查：胸片可见大片浓密炎症阴影或透光区及液平面。

【治疗原则】

治疗本病以祛因为要为主。本病的主要病因乃外邪导致，故在治疗上以祛除邪实为主。

【治疗方法】

治疗总法以解毒除蛊法、启关透窍法、泄热逐邪法为主。另外，对痰邪壅盛者，可配合运用导滞开结法。

（一）内服方药

1. 盈盛在表症

症状：发热微恶寒，咳嗽，咯黏液痰或黏液脓性痰，痰量由少渐多，胸痛，咳时尤甚，呼吸不利，口干鼻燥，舌苔薄黄或薄白，脉浮数而滑。

治则：清热散邪。

方药：水杨梅20克，血风20克，金银花30克，连翘20克，薄荷10克，荆芥穗10克，淡豆豉10克，苦桔梗15克，牛蒡子15克，竹叶10克，芦根15克，生甘草5克。水煎服，每日1剂。

2. 盈盛成痈症

症状：身热转甚，时时振寒，继则壮热不寒，汗出烦躁，咳嗽气急，胸满作痛，转侧不利，咳吐浊痰且呈现黄绿色，自觉喉间有腥味，口干咽燥，舌苔黄腻，脉滑数。

治则：清肺、化瘀消痈。

方药：水杨梅20克，半枝莲20克，鸡矢藤20克，苇茎30克，薏苡仁15克，表靠亮（瑶语音译名，暂无对应中药名）50枚，冬瓜仁15克，炒黄连4克，炒黄芩4克，炒元培亮4克，炒山栀4克，桔梗6克，甘草9克。水煎服，每日1剂。

3. 盈盛溃脓症

症状：突然咯吐大量血痰或痰如米粥，腥臭异常，有时咯血，胸中烦满而痛，甚则气喘不能平卧，仍身热面赤，烦渴喜饮，舌质红，舌苔黄腻，脉滑数或数实。

治则：排脓解毒。

方药：五指毛桃30克，不出林30克，走马胎20克，麦冬30克，玄参30克，桔梗12克，前胡12克，陈皮10克，牛蒡子10克，杏仁10克，川贝母10克，甘草5克。水煎服，每日1剂。

4.亏症（恢复期）

症状：身热渐退，咳嗽减轻，咯吐脓血渐少，臭味亦减，痰液转为清稀，或见胸胁隐痛，难以久卧，气短乏力，自汗，盗汗，低热，午后潮热，心烦，口干咽燥，面色不华，形瘦神疲，舌质红或淡红，苔薄，脉细或细数无力。

治则：益气、养阴、清肺。

方药：黄花倒水莲20克，鸡穿裤（仙鹤草）20克，沙参15克，桑白皮15克，知母15克，地骨皮15克，竹叶15克，阿胶（烊）10克，杏仁15克，生甘草5克。水煎服，每日1剂。

（二）外治疗法

1.药冠疗法

（1）蜂蜜（原蜜）适量，将棉纱布浸于蜜中吸取蜜液，取出，系缚或覆盖于患者胸背。蜜干则换，连续使用，以病愈为度。

（2）煤油适量，将棉纱布浸于煤油中，取出拧干，系缚或覆盖于患者胸背，连续使用，以病愈为度。

2.庞桶药浴疗法

九节茶50克，加水适量，煮沸10分钟后，倒入盆内，擦洗全身，洗后用大浴巾裹身10分钟，然后拭干。每次1剂，每日2次。

3.滚蛋疗法

取鸡蛋2只，煮熟去壳，用路路通、艾叶各20克一起加水煎煮。煮沸15分钟后取出鸡蛋1只，在患者额部、两侧太阳穴、后颈、背部两侧、前胸、脐部、肘窝、腋窝等处各滚动10余次。蛋凉后更换，2只蛋轮流滚动。可治疗小儿泵虾。

（三）民间验方

（1）不出林25克，两面针、绣花针各5克。水煎服，每日1剂，分3次服。适用于盈盛初起证。

（2）叶甘楚（野甘草）30克，鱼腥草15克。水煎服，每日1剂，分3次服。可清热解毒，化瘀消痈。

（3）木恐碎（海金沙）30克，雷骨碎（路边青）叶15克，仇公亮（毛冬青）15克，金银花6克，鱼腥草15克，干紧咪（地桃花）15克。水煎服，每日1剂，分3次服。适用于盈盛成痈症。

【注意事项】

（1）减少不良因素影响，如吸烟、酗酒。

（2）适当休息，避免劳累。

（3）保持室内空气清新，适当通风。

（4）高烧时可适当采用物理降温。

（5）饮食宜清淡，忌辛辣油腻食品，多饮水，多补充水分和维生素C，加强体育锻炼，增强体质。

第四节 禅更病（nziaamh hmaeh hnang）/眩晕

【病名】

瑶医病名：禅更病（nziaamh hmaeh hnang）。

中医病名：眩晕。

现代医学病名：高血压病。

【概述】

禅更病，瑶语病名为 nziaamh hmaeh hnang，相当于中医的眩晕。禅更病，即以血压升高，并伴有头晕、头痛、头重为临床主要表现的一类疾病，疾病发展到后期可影响心脏、肾脏及脑。本病为最常见的慢性病，是心脑血管疾病最主要的危险因素。眩主要表现为眼花或眼前发黑，晕是指头晕或感觉自身或外界景物晃动、旋转，二者常同时出现。轻者闭目即止；重者如坐舟车，旋转不定，不能站立，或伴恶心、呕吐、出汗，甚至晕倒。可见于现代医学的高血压病。

【病因病机】

本病的发生多与气候水土不服、多食肥甘厚腻、劳累过度、外感邪气有关。病因可分为虚、实两种。机体在外感痧气、瘴气或蛊毒以后，加之多食肥甘厚腻，天、地、人三元失衡，导致邪气停留体内，使得水谷精微不化，日久炼化而成痰或瘀，痰瘀盈盛，上扰清窍，或瘀阻脑络，导致气血不通，络闭阻而发为眩晕。另外，因劳累过度或房事不节，或素体阴虚、气血虚，日久因虚成痨、盈亏失衡，使得肝肾阴虚、肾精亏耗、髓海失养而发为本病；同时，阴虚而阳亢、肝阳化风、风阳上扰清窍，导致禅更病的发生。

【诊断依据】

（一）诊断要点

（1）有高血压、糖尿病、血脂异常、冠心病、中风或肾脏病的家族史。

（2）肥胖、吸烟、酗酒者多见。

（3）主症：收缩压大于等于140毫米汞柱和（或）舒张压大于等于90毫米汞柱，且血压随季节、昼夜、情绪有较大波动，头晕、头痛、头重如裹、耳鸣、神疲乏力、胸闷、心悸，严重者出现烦躁不安、心动过缓、抽搐、意识障碍甚至昏迷等症状。

（4）兼症：烦躁、恶心、呕吐、视物模糊、腹胀、食欲缺乏。

（二）特色诊法

（1）目诊：眼中白睛有怒张的血管。老年人黑睛周围出现一周乳白色或灰暗色环，俗称"老年环"，是沉着于角膜上的胆固醇结晶，多为脑供血不足引起，常见于高血压、高脂血症、动脉粥样硬化或低血压患者，其自觉症状可有头晕、头痛。

（2）甲诊：禅更病的特点是血运异常，故按压左食指指甲尖，会出现血色上升、变黄，按压左中指，会有血归于下的现象。出现上述体征者，容易出现肝气不舒、易怒心烦、头晕头痛等症状。

（三）辅助检查

实验室检查，禅更病常用血浆中的肾素活性、血管紧张素Ⅱ和醛固酮3项指标可作为原发性和继发性高血压诊断、治疗及研究的重要指标。

【治疗原则】

治疗本病以祛因为要、风亏打盈为主。本病的主要病理因素在于风、火、痰、瘀、虚，故而以祛因为要为原则来祛除邪实，以风亏打盈为原则来指导风打药的应用，对邪实以打药祛之，体虚者以风药扶之，并适当配合祛邪。

【治疗方法】

治疗总法以祛风散邪法、兼多应杂法为主。因为风邪为主导，所以以祛风为首。本病较为复杂，其病理因素常相混存在，所以在具体治疗时需要结合多种治疗方法进行，如启关透窍法、导滞开结法、穿经走脉法、泻热逐邪法、补气益元法等。

（一）内服方药

1. 盈症

（1）肝阳上亢症。

症状：目赤面红，口苦咽干，烦躁易怒，溲黄便秘，舌红苔黄，脉弦数。

治则：清泄肝火，滋补肝肾。

方药：钩藤（藤刺）30克，葛根（块根）45克，毛冬青（根）60克，天麻30克，杜仲15克，川牛膝15克，生地15克，桑叶10克，菊花10克，黄芩10克，苦丁茶30克，夏枯草15克。水煎，分2次服，每日1剂。

（2）痰湿壅盛症。

症状：头痛头昏，胸脘满闷，呕吐痰涎，身重困倦，肢体麻木，舌苔白腻，脉弦滑或濡滑。

治则：化痰降浊，补肾平肝。

方药：豨莶草15克，罗布麻叶15克，黑九牛30克，半夏12克，白术20克，茯苓20克，陈皮12克，石菖蒲10克，天麻30克，双钩钻30克（后下），杜仲30克，菊花10克，葛根20克，苦丁茶30克，川牛膝15克。水煎，分2次服，每日1剂。

（3）禅塞阻窍症。

症状：头痛眩晕，胸痛心悸，肢体麻木，舌质暗红或正常，舌苔薄，脉细或细涩。

治则：活血通络。

方药：金锁匙25克，九层风（鸡血藤）25克，桃仁10克，红花10克，赤芍10克，川芎15克，川牛膝15克，双钩钻15克（后下），葛根20克，当归10克，酒军6克，葱白2根（连须），黄酒50克。水煎，分2次服，每日一剂。

2. 亏症

（1）蒸亏症。

症状：头晕头胀头痛，烦躁耳鸣，腰膝酸软，脉细数或弦细。

治则：补肾平肝。

方药：一身保暖（结香）30克，紫九牛25克，天麻15克，双钩钻15克（后下），生石决明30克（先煎），杜仲15克，川牛膝15克，生地15克，桑叶10克，菊花10克，葛根20克，首乌藤30克。水煎，分2次服，每日1剂。

（2）肝蒸两亏症。

症状：肢体麻木，口燥咽干，两目干涩，视物模糊，或见手足心热，颧红盗汗，舌红少苔，脉细数或弦细。

治则：滋补肝肾，平肝潜阳。

方药：九层风（鸡血藤）30克，黄花倒水莲30克，天麻15，钩藤15～30克（后下），杜仲15克，川牛膝15克，枸杞子20克，生地15克，山茱萸10克，黄芩10克，菊花20克，苦丁茶30克，白芍15克。水煎，分2次服，每日1剂。

（二）外治疗法

1. 药浴疗法（降压浴）

豨莶草、罗布麻叶、首乌藤、牡蛎（打碎）、吴茱萸各200克。加水适量，将上药煮沸40分钟后，倒入盆内（滤汤，留渣，备用复煎），先洗躯干、四肢5～10分钟，然后浸泡双脚10分钟。每日2次（第2次复渣）。该法具有平肝潜阳、降压之功效。宜坐着淋浴、泡浴，特别要注意室内通风，不要关紧门窗，以免因热气太重引起药晕。

2. 药推疗法

方药一：鬼针草30克，救必应30克，豨莶草40克。将上述药材碾碎，用鲜芦荟搅拌，再用纱布将药泥包成长条状蒸10分钟即可。取出后放到额头、颈部等部位推一推，即可起到一定的降血压作用。在治疗上可以疏通经络，将病邪排出体外，调节人体盈亏，使之平衡，恢复健康。

方药二：橘叶2张，生姜适量，食盐少许。先将上药共捣烂，轻症者以少许开水浸泡，重症者以纯净水煮沸5分钟，然后倒在干净纸上放地面晾凉，待药降至温度合适时以纱布包之即行推刮。操作时两手拇指、食指各捏药姜一片或药姜一撮，两手对持，用力适中，由印堂开始缓缓向上推过神庭，达顶百会，继往后推至大椎止；然后再从印堂由内向外上推至两侧头维穴；复由印堂向外推至两侧太阳穴。如法推刮，每天8次即可。

3. 刺血疗法

操作者左手拇、食指分别捏起患者百会、印堂、太阳、大椎、曲池、委中等穴，右手执消毒好的三棱针将捏起的穴位速刺破出血，再反复挤血、抹血，直至难挤出血为止。另外，点刺涌泉，可治疗高血压导致的眩晕，针刺太阳穴附近的凹陷处瘀阻明显的血络，可治疗内耳眩晕症。

4. 药枕疗法

方药一：杭菊花500克，冬桑叶500克，野菊花500克，辛夷500克，薄荷200克，红花100克，冰片50克。上药除冰片外共研细末后，再和入冰片，装入枕芯做成药枕，令患者枕之。3个月为一个疗程，每日使用不少于6小时。本药枕亦可治高血压、动脉硬化、脑震荡引起的眩晕及脑血栓后遗症引起的头部不适等。

方药二：菊花1000克，丹皮200克，川芎400克，白芷200克。上药共研细末装入枕芯做成药枕，令患者枕之。3个月为一个疗程，每日使用不少于6小时。体胖、午后潮热者，丹皮可加至300克；头痛遇寒即发者，另加细辛200克；对白芷气味不适者，可酌减白芷用量。本药枕可治高血压之眩晕、内耳眩晕症等。应该注意的是，癫痫患者不宜使用本药枕。

方药三：生石膏适量。打碎装入枕芯做成药枕，令患者使用。

5. 脐药疗法

方药：胆汁制吴茱萸500克，龙胆草醇提取物6克，硫黄50克，醋制白矾100克，朱砂50克，环戊噻嗪0.175克。上药共研细末，装瓶备用。每次使用0.2克左右填脐窝，外敷棉球固定，每周换药1次。适用于高血压引起的头晕头痛，对肝热者效果更佳，虚则不宜。

（三）民间验方

1. 内服验方

（1）饿蚂蝗20克，六月雪根10克，五指毛桃20克，当归藤15克，鸡仔风（黄花倒水莲）15克，牛大力20克，九层风（鸡血藤）20克，大力王10克。水煎服或加猪脚、猪骨、瘦猪肉任选其一，适量炖服，每日1剂。适用于肝阳上亢证。

（2）决明子20克，饿蚂蝗20克，毛冬青20克，杉寄生20克，仙鹤草20克，钩藤20克，牛尾蕨20克，山楂20克，麦芽20克，神曲10克。水煎服，每日1剂。分3次或4次服用，或代茶饮。可泄泻肝火，熄风止眩。

（3）山栀根20克，六月雪10克，决明子20克，茶敬（瑶语音译名，暂无对应的中药名）6克，双钩藤15克，淡竹叶5克。开水泡代茶饮，每日1剂。有平肝潜阳、清火熄风之效。

（4）双钩藤20克，决明子20克，臭牡丹20克，路边菊20克，毛冬青20克。水煮代茶饮，每日1剂。适用于肝阳上亢症。

（5）首乌藤60克，鱼腥草、九龙胆（金果榄）各3克，生石膏30克，金钱风、扭骨风、山栀子、白纸扇各6克，假连翘10克。水煎服，每日1剂。可祛风通络，清火止眩。

（6）双钩钻、五层风、毛冬青各10克，罗汉果6克。水煎服，每日1剂。适用于高血压引起的眩晕。

（7）中亮（棕榈）果实15～30克。水煎服，每日1剂。适用于高血压引起的眩晕。

（8）叶突咪（决明子）15克，堂通咪（夏枯草）15克。水煎服，每日1剂。适用于肝阳上亢引起的眩晕。

（9）腩秋（野蒸）根60克。水煎服，每日1剂。

（10）钩藤15克，饿蚂蝗10克，珍珠田50克，天麻15克，杉寄生10克，西洋参10克，黄芪30克，白术15克，茯苓20克，法半夏12克，天竺黄10克，胆南星10克，丹参10克，陈皮10克。水煎服，每日1剂，分3次服用。适用于痰浊中阻症。

（11）望江南30克，毛冬青30克，杉寄生20克，仙鹤草20克。上药与猪瘦肉100克，加食盐少许，炖汤服，每日1剂。可滋养肝肾，益精填髓。

（12）党参20克，五指毛桃20克，饿蚂蝗20克，白术15克，柴胡6克，升麻10克，当归10克，陈皮10克，甘草10克，黄芪20克。水煎服，每日1剂，分3次服。本方可补益气血，调养心脾，适用于气血亏虚症。

2. 瑶医食疗

（1）适当饮用菖蒲酒，有开窍祛痰的作用，可用于治疗痰湿壅滞之眩晕。

（2）以白术、天麻来煲猪脑，可治疗肝郁头晕。

（3）瑶族油茶可用于治疗因寒湿所致之眩晕。油茶重用生姜，其辛散、祛风、逐寒、疏经络，茶叶健脾醒神、清利头目，味苦能降生姜之辛燥。诸药发中有收，相得益彰。

【注意事项】

（1）血压过高时当卧床休息，不可随意走动。

（2）戒烟，限制饮酒。

（3）沐浴时水温不宜过高。

（4）避免情志刺激，如暴怒、忧虑、悲伤、烦恼、焦急等。

（5）忌饮食过饱，应减少钠盐的摄入，食物以清淡而营养丰富为佳，多吃芹菜、茼蒿、苋菜、韭菜、黄花菜、荠菜、菠菜等具有减压作用的食物。食用粗粮、杂粮，可避免大便干燥。

（6）保证睡眠充足，忌过度疲劳。

（7）控制体重，肥胖者应适当减肥。

（8）不可滥用药物，当遵医嘱，按时、按量服用药物。

（9）本病为终身疾病，当长期监控血压、坚持治疗。

第五节　醒悸（fim ndiuc 或 hnyiouv huang）/ 心悸

【病名】

瑶医病名：醒悸（fim ndiuc 或 hnyiouv huang）。

中医病名：心悸。

现代医学病名：心律失常。

【概述】

醒悸，瑶语病名为 fim ndiuc 或hnyiouv huang，相当于中医的心悸。瑶医认为，当患者自身感觉到心脏有一种异乎寻常而又不舒适的跳动时，即可称之为心悸。可见于现代医学的心律失常。

【病因病机】

当健康人在剧烈运动、神经过度紧张、吸烟、饮酒、饮浓茶及咖啡，或怀孕时，或服用某些药物（如麻黄素、氨茶碱等），都可能出现醒悸，但出现时间较短，且与个体的神经敏感性有关，此种现象为生理性醒悸。

因各种器质性疾病引起的心脏频率加快或各种心律失常，为病理性醒悸，其过程多持久，且受疾病轻重的影响。醒悸可以由心脏自身疾病或全身疾病所引起，导致心脏活动的频率、节律或收缩强度的改变。患者自觉心搏异常，加速或减缓，跳动过重或忽跳忽止，呈阵发性或持续不懈，引起神情紧张、心慌不安、不能自主等不适；并伴有胸闷不适、易激动、心烦寐差、颤抖乏力、头晕等症状。

【诊断依据】

（一）诊断要点

（1）自觉心搏异常，快速或缓慢，跳动过重或忽跳忽止，呈阵发性或持续不断，神情紧张，心慌不安，不能自主。

（2）伴有胸闷不适、易激动、心烦寐差、颤抖乏力、头晕等症状。中老年患者可伴有心胸疼痛，甚则喘促，汗出肢冷，或见晕厥。

（3）可见数、促、结、代、缓、沉、迟等脉象。

（4）常由各种精神刺激（如惊恐、紧张）及劳倦、饮酒、饱食等诱发。

（二）特色诊法

（1）目诊：白睛可见局部血管根部粗大，多属顽固性疾病，病程较长，多有器官损害。

（2）白睛叶脉状：即血丝像树叶茎脉状分支，表示体内有严重的血液循环障碍，或者是体内瘀血症。

（3）眼睑浮肿：眼睑浮肿如卧蚕状，上下眼睑光亮肿起，不红不痛，由机体心肾功能失调、气化升降障碍所致，是心脏病、肾小球肾炎、哮喘等疾病的表现。

（三）辅助检查

心电图检查可以区分心律失常的性质。对于常规心电图检查无法确定的，还可做动态心电图检测。根据患者情况，配合测量血压、胸部X射线摄片、心脏超声波检查等明确诊断。

【治疗原则】

醒悸有盈症和亏症，醒悸盈症常因痰饮、瘀血、寒凝所致，治当涤痰、化饮、活血化瘀、振奋心阳，并配合应用重镇安神之品，以求邪去正安，心神得宁。醒悸亏证由脏腑气血阴阳亏虚、心神失养所致，治当补血养心，益气安神，调理阴阳，以求气血调畅、阴平阳秘，并配合应用养心安神之品，促进脏腑功能的恢复。临床上醒悸表现为虚实夹杂时，当根据虚实之多少攻补兼施，或以攻邪为主，或以扶正为主。

【治疗方法】

1. 盈症

（1）盈水症。

症状：醒悸，胸闷痞满，渴不欲饮，下肢浮肿，形寒肢冷，伴有眩晕，恶心呕吐，流涎，小便短少，舌淡苔滑，脉沉细而滑。

治则：振奋心阳，化气利水。

方药：过塘藕20克，救必应20克，吊水莲20克，茯苓15克，桂枝15克，白术20克，五指毛桃15克，顺风耳15克，甘草10克。水煎服，每日1剂。

（2）禅塞症。

症状：醒悸，胸闷不适，心痛时作，痛如针刺，唇甲青紫，舌质紫暗或有瘀斑，脉涩或结脉或代脉。

治则：活血化瘀，理气通络。

方药：毛冬青20克，金锁匙20克，九层风（鸡血藤）20克，桃仁10克，红花10克，丹参15克，赤芍15克，炙香附15克，延胡索15克，青皮10克，当归15克，生地15克，川芎15克。水煎服，每日1剂。

2. 亏症

（1）横气两亏症。

症状：醒悸气短，或一过性、阵发性，或持续时间较长，或一日数次发作，或数日一次发作。头晕目眩，少寐多梦，健忘，面色无华，神疲乏力，纳呆食少，腹胀便溏，舌淡红，脉细弱。

治则：补血养心，益气安神。

方药：救必应15克，龙齿30克，金锁匙15克，水杨梅20克，假连翘20克，山茶20克，刺莲20克，酸枣仁20克，灯心草10克，柏子仁15克，通草10克，甘草10克。水煎服，每日1剂。

（2）醒蒸双亏症。

症状：醒悸兼见浮肿尿少，体寒肢冷，坐卧不安，动则气喘，脉疾数微，若醒悸突发，喘促不得卧，咯吐泡沫痰或为粉红色痰涎；或夜间阵发咳嗽，尿少肢肿，脉数细微；或醒悸突见面色苍白，大汗淋漓，四肢厥冷，喘促欲脱，神志淡漠，此为心阳欲脱之危症。

若醒悸脉象散乱，极疾或极迟，面色苍白，口唇发绀，突发意识丧失，肢体抽搐，短暂即恢复正常而无后遗症，或一厥不醒，为醒悸危症晕厥之特点。

治则：补血行气，活血化瘀。

方药：吊水莲20克，丹参20克，三七10克，牛大力15克，酸枣仁20克，顺风耳20克，水杨梅20克，九层风（鸡血藤）20克，茯神20克，远志15克，金银花15克，甘草10克。水煎服，每日1剂。

【注意事项】

（1）应保持心情开朗，情绪稳定，避免过度兴奋和忧伤。

（2）适量锻炼，为提高免疫力，增强体质，在病情稳定的情况下，可适当参加太极拳或气功锻炼，要持之以恒。

（3）注意休息，保证睡眠，宜早睡，不宜熬夜，保证午休30～60分钟，不宜过久；伴失眠患者，应在医生指导下配合服用镇静剂，保证大脑皮层得到充分的休息。否则，可造成中枢神经功能的紊乱，使心肌兴奋性增高而诱发期前收缩。另外，避免观看情节紧张或有刺激性的电影或电视，不要参加剧烈的活动，以防醒悸的发生。

（4）避免感冒或咽炎；密切注意气候变化，避免寒风侵袭；尽量避免到拥挤的公共场所，以免感冒。如有咽痛，应及时诊治。

（5）饮食宜清淡，并选择容易消化的食物；少吃豆制品，尽量不吃刺激性食物；少喝浓茶或咖啡；不吸烟，不饮酒，饮食不过饱。

第六节　成风醒病（buerngh mamx fim zorngc baengc）/ 胸痹

【病名】

瑶医病名：buerngh mamx fim zorngc baengc。

中医病名：胸痹（真心痛）。

现代医学病名：冠心病、心绞痛、心肌梗死。

【概述】

成风醒病，瑶语病名为 buerngh mamx fim zorngc baengc，相当于中医的胸痹（真心痛）。成风醒病主要是由于正气亏虚，饮食、情志、寒邪等所引起的以痰浊、瘀血、气滞、寒凝痹阻心脉，以膻中或左胸部发作性憋闷、疼痛为主要临床表现的一种病症。可见于现代医学的冠心病、心绞痛、心肌梗死。

【病因病机】

成风醒病的病因多为年老体虚、饮食不当、情志失调、寒邪内侵或素体阳虚、胸阳不振，阴寒之邪乘虚而入，寒凝气滞，胸阳不展，血行不畅而发本病。《素问·举痛论》云："寒气入经而稽迟，泣而不行，客于脉外则血少，客于脉中则气不通，故卒然而痛。"《素问·藏气法时论》对本病疼痛的特点进行了描述："心病者，胸中痛，胁支满，胁下痛，膺背肩胛间痛，两臂内痛。"

本病多由外感或内伤引起，其病位在心与肝、脾、肾三脏，与其功能失调有密切关系。瑶医审症分为盈、亏两个方面。多种因素均可以导致心脉痹阻不畅，不通则痛为病机的关键。以上病因病机可同时并存，病情进一步发展，可见瘀血闭阻心脉，心胸猝然疼痛，发为真心痛。心阳被遏、心气不足、鼓动无力而表现为醒悸、结脉或代脉，甚至脉微欲绝。

【诊断依据】

（一）诊断要点

成风醒病患者，轻者胸闷或胸部隐痛，发作短暂；重者心痛彻背，背痛彻心，喘息不得卧，痛引左肩或左臂内侧。常伴有醒悸气短，呼吸不畅，甚则喘促，面色苍白，冷汗淋漓等症状。

（1）左侧胸胁或膻中处突发憋闷而痛，疼痛性质为灼痛、绞痛、刺痛或隐痛、含糊不清的不适感等，疼痛常可窜及肩背、前臂、咽喉、胃脘等部位，甚者可窜及中指或小指，常兼醒悸。

（2）突然发病，时作时止，反复发作。持续时间短暂，一般数秒至数十分钟，经休息或服药后可迅速缓解。

（3）多见于中年以上人群，常因情志波动、气候变化、暴饮暴食、劳累过度等而诱发，亦有无明显诱因或安静时发病者。

（二）特色诊法

（1）目诊：同心状条纹。此条纹以瞳孔为中心点，同心环绕所形成的条纹，类似于同心环。出现此条纹表明身体有剧烈的绞痛，特别是黑睛上出现5个以上的白色同心环，可怀疑患心绞痛、心肌梗死。黑睛的颜色越深，表明病情越严重。如颜色变暗、色彩变深，表明气滞血瘀，患心肌梗死、脑梗死等的可能性较大。

（2）甲诊：部分白甲者，特别是线状白甲者（一条至多条宽数毫米的白色横条或纵条），可见于心肌梗死等全身性慢性疾病；冠心病可见横沟甲。

（三）辅助检查

心电图应列为必备的常规检查项目，必要时可做动态心电图、心功能测定、运动试验心电图等检查。休息时，心电图明显表现为心肌缺血，心电图运动试验阳性，有助于诊断。配合心电图动态观察及血清酶、白细胞总数、血沉等检查，以进一步明确诊断。

【治疗原则】

本病本亏标盈、盈亏夹杂，发作期以标盈为主，缓解期以本亏为主。其治疗应补其不足，泄其有余。亏则宜补，权衡心之气血阴阳之不足，有无兼见肝、脾、肾脏之亏虚，调阴阳、补气血，调整脏腑之偏衰，尤应重视补心气、温心阳；盈则当泄，针对气滞、血瘀、寒凝、痰浊而理气、活血、温通、化痰，尤重活血通络、理气化痰。亏症可见气虚、阳虚、阴虚、血虚，尤以气虚、阳虚多见，又多伴有气滞、寒凝、痰浊、血瘀，并可交互为患，其中又以血瘀、痰浊多见。发作期以血瘀、痰浊为突出，缓解期主要有心、脾、肾气血阴阳之亏虚，其中又以心气虚、心阳虚最为常见。补虚与祛邪的目的都在于使心脉气血流通，通则不痛，故活血通络法在不同的症型中可视病情，随症配合。由于本病多为盈亏夹杂，因此要做到补亏勿忘祛盈，祛盈勿忘本亏，权衡本亏标盈之多少，确定补泻法度之适宜。

【治疗方法】

1. 盈症

（1）气滞心胸症。

症状：偶发短暂轻微的胸部沉闷或隐痛，或为发作性膻中或左胸的不适感；重者疼痛剧烈，症见心痛彻背，或灼痛、绞痛、刺痛阵发，疼痛常可窜及肩背、前臂等部位，或胸部有压榨感。时欲太息，遇情志不遂时容易诱发或加重，或兼有脘腹胀闷，得嗳气或矢气则舒，舌苔薄或薄腻，脉细弦。

治则：行气通痹，和血舒脉。

方药：刺莲20克，过江龙15克，水杨梅20克，延胡索20克，两面针20克，千里光15克，龙胆草10克，寮刁竹15克，柴胡15克，木香10克，苏木15克，白解15克。水煎服，每日1剂。

（2）禅塞症。

症状：心胸疼痛剧烈，如刺如绞，痛有定处，甚则心痛彻背，背痛彻心，或痛引肩背；伴有胸闷，日久不愈，可因暴怒而加重；舌质暗红或暗紫，有瘀斑，舌下瘀筋，舌苔薄；脉涩或结或代或促。

治则：活血化瘀，通脉止痛。

方药：九层风（鸡血藤）20克，五层风20克，毛冬青20克，金锁匙20克，当归15克，熟地黄15克，桃仁10克，红花10克，枳壳15克，柴胡20克，甘草10克，川芎15克，牛膝10克。水煎服，每日1剂。

2. 亏症

（1）醒气亏损症。

症状：心胸阵阵隐痛，胸闷气短，动则更甚，或隐痛、其他不适感等，伴有周身乏力，神疲懒言，面色㿠白，或易出汗，舌质淡红，舌体胖且边有齿痕，舌苔薄白，脉细缓或结脉或代脉。

治则：补益心气，鼓动心脉。

方药：吊水莲20克，过塘藕15克，假连翘20克，毛冬青20克，钩藤15克，茯苓20克，七叶莲20克，柏子仁20克，莲子15克，三七10克，延胡索20克，酸枣仁20克。水煎服，每日1剂。

（2）醒蒸两亏症。

症状：胸闷或心痛、气短、心悸怔忡，伴有咳喘、恶寒自汗，下肢水肿，动则更甚，神倦怯寒，面色㿠白，舌质淡胖，舌苔白腻，脉沉细迟。

治则：行气利水，温通心阳。

方药：槟榔6克，三叶木通、芭蕉叶、一针两嘴、山菠萝、六月雪、杜仲、龙骨草、白纸扇、路边菊、水菖蒲、马莲鞍、千年健、厚朴、乌姜、猴结各10克。水煎，去药渣后，加入猪心1个蒸服，每日1剂。

【注意事项】

（1）发作期患者应立即卧床休息，缓解期要注意适当休息。

（2）坚持进行力所能及的活动，做到动中有静，保证充足的睡眠。

（3）发病时医护人员还应加强巡视，观察舌脉、体温、呼吸、血压及精神情志变化，做好各种抢救设备及药物准备，必要时给予吸氧、心电图监护及保持静脉通道通畅。

第七节 社工脚（buerngh namx）/脱疽

【病名】

瑶医病名：社工脚（buerngh namx。

中医病名：脱疽。

现代医学病名：血栓闭塞性脉管炎。

【概述】

社工脚，瑶语病名为 buerngh namx，相当于中医的脱疽，好发于四肢末端，严重时趾（指）节坏疽脱落。以男性青壮年多见。本病初期可无明显临床症状，患者仅有轻度肢体酸麻感，或者趾（指）端发白、发凉、畏寒、麻木，可伴间歇性跛行，继则疼痛剧烈。若不及时治疗，可出现患趾（指）坏死变黑，甚至趾（指）节脱落而需手术截肢，更甚者严重威胁患者的生命。可见于现代医学的血栓闭塞性脉管炎。

【病因病机】

本病可在受到寒冷潮湿、机械损伤、误食不当之药物、烟酒刺激以及精神愤郁等因素影响下发生。具体从瑶医诸病入脉论的病机上分析，致病因素不外乎外感毒邪及内伤痧症两大类。机体在感受痧气、瘴气，或在中毒、中蛊之后，毒邪凝滞于大小脉络，使得气停于肌肉关节，闭阻经脉，盈亏失衡，气血运行不畅，不通则痛。或者身体虚衰，因虚致痧，虚火妄动，内起疮疡，气滞血瘀，凝滞于大小脉络，日久而致。病邪通过全身的筋脉在全身播散、传变，侵犯人体各处。因为筋脉是人体一切生理物质存在、运行之依托，亦是病邪稽留之载体。筋脉分大小，疾病初起，病位表浅，病邪停留于大的筋脉；久则病邪入里，停滞于小的筋脉。

【诊断依据】

（一）诊断要点

（1）本病病程长，发展慢。多发于寒冷地区，以20～40岁男性为主，女性较少，其中吸烟者发病较多。

（2）约40%的患者有游走性静脉炎史，通常在足或小腿的浅表静脉。在出现客观体征前常会出现肢冷、麻木，有刺痛或烧灼痛等感，受累肢体发生间歇性跛行。缺血严重者，如已处于社工脚前期，有溃疡或社工脚时疼痛呈持续性，患者还时有交感神经张力过高的表现，如肢体发冷、过度出汗、患肢发绀等。

（3）主要侵犯肢体末梢血管，以下肢多见，其次是上肢，偶见侵犯全身血管及冠状动脉。

（4）主症：先木、痒、麻，而后冷热痛。肢体特别是足趾发凉、畏寒、麻木和感觉异常。疼痛夜间尤甚，如汤泼火燃，不堪忍受。患处皮肤苍白或如煮熟大枣，导致缺血、缺氧，久则溃败，节节脱落，终身致残。

（5）兼症：伴全身无力，脚掌酸困以及皮肤干燥。

（6）舌诊：舌质淡红，舌苔白腻或黄腻，口唇红或暗紫。

（二）辅助检查

肢体血流图、超声多普勒检查、动脉造影检查，可用于进一步明确诊断。

【治疗原则】

治疗本病以祛因为要、风亏打盈为原则。本病的致病因素为外感毒邪及内伤痧症。外感之痧、瘴、蛊、毒、瘀、热等毒邪积聚于体内，首先应针对性地祛除邪气。根据诸病入脉论，可以通过筋脉脉道的开启，将病邪排出体外，调节人体盈亏，使之平衡。盈则满，满则溢，溢则病，对于实证，可相应地选择打药，瑶医在具体治疗方法上往往采用疏通脉道，开启筋脉的内服、外洗、刺血、刮痧、熏蒸、火针等疗法。亏则虚，虚则损，损则病，对于内伤痧证，可选择相对应的风药治疗。

【治疗方法】

治疗总法以解毒除蛊法、穿经走脉法、泄热逐邪法、兼多应杂法为主。

（一）内服方药（湿热毒盛症）

症状：患肢剧痛，日轻夜重，局部肿胀，皮肤暗紫，浸淫蔓延，患处溃破，肉色不鲜；身热口干，便秘溲赤；舌红，舌苔黄，脉数。

治则：清热解毒，消肿止痛。

方药一：牙刷草18克，旧刀印、三梦根、丹参各20克，土茯苓、马连鞍各30克，甘松10克，狗边草、黄柏、厚皮木各18克，忍冬藤20克。水煎服，每日1剂。

方药二：鸡肉木30克，半枝莲20克，蛇舌草、丹参、救必应、山栀根、忍冬藤各30克，陈皮12克，一枝黄花20克，五指毛桃50克，花粉30克。水煎服，每日1剂。

方药三：仇公亮（毛冬青）根90克，配猪脚炖服，每日1剂，分2次服用。另外，用仇公亮全株煎水，浸泡局部患处。

（二）外治疗法

1.外敷疗法

（1）先用雷公根适量煎水外洗患处，后用水芋兰（荷莲豆）适量捣烂外敷，每日1剂。

（2）将适量牛奶加入黄毛耳草并捣烂，调以第二次洗米水，从上往下擦拭患处，每日1剂。

（3）溃烂期外敷膏药治疗，多采用金不换、鹰不扑、五虎瑶药等配制。

2. 刺血疗法

用三棱针于局部红肿暗紫处点刺放血。

3. 熏蒸疗法

旧刀印500克，三梦根300克，鸡肉木300克，甘松300克，重楼100克。水煎，将煮沸时的中药液倾入盆内或杯中，把患处放在药液上熏蒸，待药液降温后再外洗患侧肢体。每日1剂。

4. 火针疗法

取桐油火针或酒精火针，针刺病患处，每日1次，7日为一个疗程。可用于社工脚早期肢体关节冷痛、皮肤麻木痹痛等。

（三）民间验方

将鸡屎叶与事先泡过的糯米一同打成糊状，用布袋装好吊起，经过5～10小时滴干水后，将布袋内的浆渣做成数块直径约5厘米大小的饼面，用油煎熟即可食用。此饼能祛风活血、利湿消积、止痛、解毒，常食此饼，有利于本病的治疗。

【注意事项】

（1）禁食生冷、辛辣等刺激性食物，多食含维生素丰富的蔬菜、水果，少食肥肉。

（2）忌食鹅肉、母猪肉、海鲜、菠萝、葱等发物，以免病情加重或迁延不愈。

（3）绝对禁烟，以消除烟碱对血管的刺激。

（4）避免寒冷、潮湿，注意肢体保暖，鞋袜要松软以免造成外伤。

（5）避免久站久坐，多做肢体运动。

（6）保证良好的体能，加强营养，合理膳食，生活作息规律，保持大便通畅。

（7）保持乐观的情绪，心情舒畅。

（8）不要滥用止痛药。鼓励患者适当进行活动，防止肌肉萎缩，尽快恢复肌体生理功能。

第八节　内风症（butv buerng）/中风后遗症

【病名】

瑶医病名：内风症（butv buerng）。

中医病名：中风后遗症。

现代医学病名：急性脑血管疾病后遗症。

【概述】

内风症，瑶语病名为 butv buerng，相当于中医的中风后遗症，它指的是中风患者经抢救治疗6个月后仍有半身不遂、口眼㖞斜、言语不利等临床症状的一类疾病。可见于现代医学的急性脑血管疾病后遗症。

【病因病机】

内风症的发生，主要是由于久病虚劳，元气亏虚，或者虚体复感风气浸入脉络，三元失去和谐，气血盈亏失去平衡，气血不能运化，加之邪气入脉，筋脉不通，气行郁滞，使气郁于脑，痰瘀互结。亏则虚，虚则损，损则病；盈则满，满则溢，溢则病。

【诊断依据】

（一）诊断要点

（1）中风经抢救治疗6个月后。

（2）通常有高血压、动脉粥样硬化、高脂血症、糖尿病、心脏病、先天性脑血管疾病等病史。常有年老体衰、劳倦内伤、嗜好烟酒、膏粱厚味等因素。

（3）主症：半身不遂，口眼㖞斜，语言不利。

（4）兼症：肢体的麻木重浊、发凉、颤抖、无力，或伴有一定程度的肌肉萎缩，不同程度的头晕目眩、头痛，口角流涎，吞咽困难，饮食无味，小便失禁。

（5）舌诊：舌质红，舌苔白腻或黄腻，舌下脉络粗胀，色青紫或青黑，口唇红或紫暗。

（6）查体：有不同程度的肌力减退或肌张力增高及病理反射。

（二）辅助检查

（1）腰穿脑脊液检查。

（2）脑CT检查。

（3）MRI检查。

（4）血常规检查、尿常规检查、粪常规检查（此项检查供参考）。

【治疗原则】

内风症多为虚实兼夹，盈亏兼有，当扶正祛邪，标本兼顾，故其治疗以祛因为要、风亏打盈为原则。对于邪实较甚者，以盈症为主，且正虚不甚者，应祛其邪气，加以打药治疗，或适当地配伍一些风药；而正虚较甚的亏症，则主要以风药补之。

【治疗方法】

治疗总法以解毒除蛊法、穿经走脉法、添火逼寒法、补气益元法、祛风散邪法、兼多应杂法为主。

（一）内服方药

1. 盈症——中经络（风痰入络症）

症状：口眼㖞斜，舌强语塞或失语，半身不遂，肢体麻木，舌苔滑腻，舌紫暗，脉弦滑。

治则：祛风、化痰、通络。

方药：双钩藤30克，地龙12克，赤芍18克，川杜仲20克，牛膝18克，川芎15克，红花10克，桃仁15克，黄芪30克，党参20克，归尾18克，防风15克，熟附子15克，细辛8克，大枣15克，生姜2片，肉桂（去皮）6克。水煎服，每日1剂。

2. 亏症（恢复期）

（1）气虚络瘀症。

症状：肢体偏枯不用，四肢无力，面色萎黄，舌质淡紫或有瘀斑，舌苔薄白，脉细涩或细弱。

治则：益气补血，化瘀通络。

方药：半枫荷30克，穿破石25克，沉樟30克，走马胎25克，扁骨风25克，麻骨风25克，白背风30克，见风消30克，下山虎20克，五指毛桃30克。水煎服，每日1剂。

（2）风痰络阻症。

症状：口眼㖞斜，舌强语塞或失语，半身不遂，肢体麻木，舌苔薄白，舌紫暗，脉弦涩。

治则：活血祛瘀。

方药：边风樟（檫树）根皮30克。酒炒，加水煎服。

（3）权蒸双亏症。

症状：半身不遂，患肢僵硬，拘挛变形，舌强不语，或偏瘫，肢体肌肉萎缩，舌红或淡红，脉细或沉细。

治则：滋养肝肾。

方药：赖筛笼（丝瓜络）10克，鸭灶咪（牛膝）10克，双亮（桑枝）30克，五爪风（粗叶榕）30克，半枫荷15克，巴卡紧（五加皮）15克。水煎服，每日1剂。

（二）外治疗法

1. 庞桶药浴疗法

松筋藤、麻骨风、甘松、钩藤、走马胎、半枫荷、大发散、小发散、血风藤、千年健、独脚风、下山虎、穿破石、小钻、大钻各100克，沉樟150克。水煎，外洗或浸泡瘫痪侧肢体，每日1剂。

2. 药物灸疗法

取穴三阴交、足三里、外关、涌泉、昆仑等，每日点灸1次。肝肾虚、筋骨痿软者可选用能补肝肾、强筋骨的杜仲藤施灸。

3. 火针疗法

用桐油火针或酒精火针，取穴人中、百会、合谷、足三里、后溪、外关、涌泉、昆仑等，强刺激。每日1次，7日为一个疗程。

4. 药罐疗法

药液制备：艾叶、杜仲、防风、麻黄、木瓜、川椒、穿山甲、土鳖虫、羌活、苍术、独活、苏木、红花、桃仁、透骨草、千年健、海桐皮各10克，乳香、没药各5克。上药用布包，加水煎煮，将大小不同的竹罐在煮沸的药水锅内煮2～3分钟，取出并甩尽药水，然后迅速置于瘫痪处，使其吸住皮肤，7～10分钟后取下，以出现瘀斑或充血为度。每日或隔日1次，10次为一个疗程，每个疗程间隔3～5日。

5. 竹筒梅花针疗法

常规消毒后，将浸泡好的药酒（五爪风、舒筋藤、飞龙掌血、两面针各30克，生草乌20克。上药置药瓶中，加入75%酒精或50度左右的白酒500毫升浸泡10天，去渣待用）。将药酒涂在叩打部位上，用竹筒梅花针蘸上药酒叩打。操作部位：①局部叩打（在患处及其四周，亦可选择针灸穴位）。②脊髓中枢叩打（自头后下方颈椎至尾闾骨止及脊柱两侧）；末梢叩打（自上而下从上肢自肘至指尖，下肢自膝至趾端），叩打时应按先中枢、次局部、后肢端，从内到外，由上至下顺序进行。

6. 熏蒸疗法

可用于内风症的口眼㖞斜者。取去壳巴豆4～8粒，投入250毫升的50度左右的白酒中置火上煮沸后，将白酒盛于小口瓶中，趁热熏健侧劳宫穴（即左病取右，右病取左）20分钟。每日1次，10次为一个疗程。

7. 瑶医脐药疗法

方药一：马钱子50克，芫花20克，明雄2克，川乌3克，胆南星5克，白胡椒2克，白附子3克。先将马钱子放砂锅内加水和一撮绿豆煎熬，待豆熟，将马钱子捞出剥去皮毛，弄成小碎块，放入盛有沙的铁锅内加热，并不停地用木棒搅拌，直至马钱子发出的"嘣嘣"声消失并呈黄褐色时（切勿炒黑，否则失效），取出与诸药共研为末，过筛。每次取药末10～15克撒在2厘米×3厘米胶布中央，分别贴于神阙、牵正两穴，2天换1次药，一般5～10天见效。适用于内风症口眼㖞斜者。

方药二：银朱10克，枯矾12克，降香3克，艾绒60克。上药共研细末，用皮纸制成艾条，早晚熏灸脐部，盖被至微汗。适用于内风症半身不遂或风湿痛者。

8. 敷贴疗法

松香30克，红蓖麻子（无刺）30克，海参肠10克，各研成末。先将红蓖麻子投锅中加水煎煮数分钟，待大量蓖麻油漂浮水面时起锅，使红蓖麻子渣沉淀。再将松香末投入，使其遇热软化浮于表面与红蓖麻子油相混。最后将海参肠末撒在软化的松油上拌匀，将药挑出，投入另一盆凉水中冷却，稍有硬感时捞出，将其搓成直径2～3厘米的条形，剪成每条长约1厘米的条状膏药。用时将膏药摆在直径约3厘米的圆布上，在置热具上加热软化后贴于患侧的对侧（健侧）面部的颊车、地仓、太阳穴等穴位上，每次贴1个穴位或2个穴位，每块贴3天，脱落可加热重贴。可用于治疗口眼㖞斜、面神经麻痹。

（三）民间验方

（1）扶正补虚，必配血肉之品。瑶族民间习惯用富含蛋白质的动物来配制扶正补虚的药膳。另外，可用动物骨头或蛇类煲汤饮用，起到引经入络的作用。

（2）五倍子根及叶适量，加热水泡代茶饮。

（3）扭骨风15克，大钻、五味香、山胡椒、千斤拔、白背风、铁牛入石（血风藤）、肤木各10克，配猪骨头炖服，每日1剂。

（4）卞可风（八角枫）根5克，配鸡肉蒸服，有助于本病的治疗。

（5）杀攀突（高斑叶兰）、刺手风（珠芽艾麻）全草、鸭灶咪（怀牛膝）全草各15克，配牛肉炖服，有助于治疗本病。

【注意事项】

（1）长期卧床患者要做到勤翻身，保持衣物、床单干燥平整；经常按摩受压的皮肤，改善局部血液循环，防止褥疮发生。

（2）鼓励患者咳痰，或助吸痰，保持呼吸道通畅，防止肺部感染、口腔感染等。

（3）进食应以流质为主，进食宜慢，以防窒息。

（4）饮食要选择清淡、高营养、易消化的食物，多食新鲜蔬菜水果，进食宜细嚼慢咽。避免过食肥甘厚味及嗜烟酗酒。

（5）保持心情舒畅和情绪稳定，避免精神刺激。

（6）保持大便通畅。

第九节　风敌症（buerng 或 buerngh kiex mun）/ 历节风、骨骺痹

【病名】

瑶医病名：风敌症（buerng 或 buerngh kiex mun）。

中医病名：历节风、骨骺痹。

现代医学病名：风湿性关节炎、类风湿性关节炎。

【概述】

风敌症，瑶语病名 buerng 或 buerngh kiex mun，相当于中医的历节风、骨骺痹，属于痹病范畴。风敌症为肢体筋骨、关节、肌肉等处发生疼痛、酸楚、重浊、麻木，或关节屈伸不利、僵硬、肿大、变形等症状的一类疾病。发病时间可达几天、几周甚至几个月，往往累及终身，形成长期病痛；也有仅因关节组织的肿胀和扩展，只有关节运动时才发生局部疼痛。可见于现代医学的风湿性关节炎、类风湿性关节炎。

【病因病机】

瑶医学认为，风湿类疾病的病因无非自外而来、由内而生两端。风敌症主要是由于人体感受了寒、热、风、湿等异常气象，或者感受了瘴气、疫毒、蛊毒等，诸病入脉，使得机体三元失谐，加之水土、饮食、劳累、房事、先天禀赋、虫兽伤害、外伤等因素的影响，导致气运不畅而停滞于肌肉关节，百体筋脉阻塞，九窍不通，气血不能万化，盈亏失衡。其中，湿盈引起寒湿凝滞，而寒湿凝滞是风敌症的常见症型。或者身体经络气血亏损，盈亏失衡，进而外邪侵袭，气滞于关节肌肉，阴寒凝滞筋脉而成。

【诊断依据】

（一）诊断要点

（1）约80%的患者发病年龄在20～45岁，以青壮年为多，男女之比为1：4～1：2。

（2）主症：肢体筋骨、关节、肌肉等处发生疼痛、酸楚、重浊、麻木，关节屈伸不利，或疼痛游走不定，甚者关节剧痛、僵硬、肿大、变形，日久还可使骨和骨骼肌萎缩，甚至累及脏腑。

（3）兼症：早期往往有全身症状，如发热、疲劳、饮食不振、周身不适等，严重者可同时伴有贫血。

（二）辅助检查

（1）血常规检查。

（2）血沉检查。

（3）类风湿因子（RF）检查。

（4）关节X射线检查。

（5）CT检查。

（6）MRI检查。

（7）类风湿结节活检。

【治疗原则】

治疗本病以祛因为要、风亏打盈、捉母擒子为原则。内风症根据其病情发展，不同时期可有多种表现，应抓住主要矛盾治疗。本病主要因寒、热、风、湿、瘴气、疫毒、蛊毒等外感邪气所引发，故应针对其病邪而选择性地用药以祛除病因，以打药治疗盈症。另外，对部分伴有亏症者可加一些风药以治疗。

【治疗方法】

治疗总法以解毒除蛊法、穿经走脉法、添火逼寒法、祛风散邪法、兼多应杂法为主。

（一）内服方药

1. 盈症——行痹病

症状：肢体关节及肌肉酸楚、重浊、疼痛，肿胀散漫，关节活动不利，肌肤麻木不仁；舌质淡，舌苔白腻，脉濡缓。

治则：除湿通络，祛风散寒。

方药一：穿破石、金毛狗脊、人头蕨（龙骨风）、上山虎（鲜品）各适量。水煎服，每日1剂。另外，还可以将上药捣烂敷患处，每日1剂。

方药二：卞可风（八角枫）侧根6克，刺手风（珠芽艾麻）9克，红梅腩咪（牛耳朵）30克。上药配猪肉炖服，每日1剂。

2. 亏症——肝肾两亏症

症状：痹病日久不愈，关节屈伸不利，肌肉瘦削，腰膝酸软；或畏寒肢冷，阳痿，遗精；或骨蒸劳热，心烦口干。舌质淡红，舌苔薄白或少津。脉沉细弱或细数。

治则：培补肝肾，舒筋止痛。

方药一：枸杞根6克，马鞭草根9克，骨碎补根12克。水煎服，每日1剂。

方药二：风湿旁涯别（圆盖阴石蕨）120克，加入米双酒500毫升浸泡备用。每次服30毫升，每日3次。

（二）外治疗法

1. 鲜生含服疗法

可选用半枫荷、透骨香、钩藤、九节茶，口嚼或经挤汁，将生药原汁直接内服或入汤剂。

2. 竹筒梅花针疗法

对患处进行常规消毒后，将浸泡好的药酒（五爪风30克、舒筋藤30克、生草乌20克、飞龙掌血30克、两面针30克，置药瓶中，加入75%酒精或50度左右的白酒500毫升浸泡10天，去渣，待用）涂在叩打部位上，用竹筒梅花针蘸上药酒叩打患处及其四周，亦可选择针灸穴位。

3. 火针疗法

用桐油火针或酒精火针，在病变部位或其周围穴位处进行针刺，每日1次，7日为一个疗程。

4. 刺血疗法

上肢肩关节取尺泽，肘关节取曲泽、肩髎，腕关节取中渚、阳池，下肢髋关节取环跳、委阳，膝关节取足三里、阴陵泉，踝关节取足背穴位、阿是穴，可间隔1～2周在上述穴位刺血治疗1次。

5. 油针疗法

先把钢针放在蛇油内浸润，再置于硫黄粉末中，以粘匀少许硫黄粉末为宜，然后用镊子夹起于灯火上烧灼，至针尖稍红时取下，趁热迅速刺入所选的穴位，深度一般不超过1厘米。在患部或根据病症选穴位，肩部取肩髃、肩髎、腰俞，肘臂部取曲池、合谷、天井、外关、尺泽，背脊部取水沟、身柱、腰阳关，膝部取犊鼻丘、阳陵泉、膝阳关。可数日施术1次。

6. 杉刺疗法

治疗四肢关节的炎症性病变，一般使用重度刺激，腕部的叩击力较重，能使患者有明显的疼痛感，但能忍受，患部局部有如陶针刺样出血现象。

7. 杜闷倒疗法

（1）药物灸。施灸可选择15～20厘米长的追骨风、牛耳枫、过山香、大钻、五味藤、吹风散等，晒干后加生姜、大葱、毛萎、两面针、黄柏、防己与50度左右的白酒浸泡，7天后拿出晒干备用。使用时将其点燃，待明火熄灭后，将燃着暗火的药枝包裹于两层牛皮纸内即可在患处或者其周围穴位上施灸，或者药枝直接在穴位上来回熨灸。

（2）骨灸：用动物的骨头烧热后，快速灸于病变部位或者其周围穴位上，常收到显著的疗效。

8. 滚蛋疗法

在患处取热滚法，每日至少3次，1个月为一个疗程。

9. 发泡药罐疗法

用了哥王根皮30克，加适量米粥压成直径1～2厘米的药饼。把药饼隔纱布敷贴患处，约30分钟后取下，成疱后用消毒针点刺放出疱内液，然后取出用瑶药浸煮的药罐，用净水煮后，趁热迅速扣盖在发疱部位的皮肤上。约10分钟后取下药罐，用消毒巾除净渗出液，接着用药水熏洗患处约30分钟。

10. 庞桶药浴疗法

桑寄生20克，豨莶草、独活、牛膝、干杜仲、宽筋藤各15克，当归、姜黄、续断各12克，两面针9克，麻黄6克，鸡血藤30克。上药加水2500毫升煮1小时，滤取药液置于盆内（留渣，备用复煮），趁热加入米三花酒100毫升。以此药液擦洗躯干、四肢，每日1剂，每日洗2次，第二次复渣。或用鲜大风艾叶、老姜头（连皮打破）各250克煎水洗澡，可收到止痛之效。

11. 熏蒸疗法

方药一：桑寄生、老桑枝各30克，当归、羌活、独活各15克，川乌、草乌各6克。上药加水2000毫升煎煮1小时，滤取药液，趁热加米三花酒100毫升后熏蒸痛处，每日1剂，每日洗1次，每次约30分钟。本方具有舒筋活络、祛风止痛之功效，适用于风湿引起的周身骨痛、腰膝酸软。

方药二：秦艽、防风、苍术各60克，水煎，熏蒸局部关节。

方药三：当归15克，鸡血藤40克，川芎30克，续断100克，狗脊100克，巴戟天

100克，牛膝50克，葫芦巴100克，赤芍60克，桂枝100克，两面针50克，半枫荷100克，王不留行50克。水煎，先熏后洗，每日2～3次。可治风寒湿痹。

方药四：桑枝100克，海桐皮100克，豨莶草30克，海风藤30克，络石藤50克，忍冬藤150克，鸡血藤20克。水煎，先熏后洗。可治松节病。

12. 熨法（豆熨法）

取适量蚕豆，入锅中用文火炒至极热后贮于布袋中，熨四肢关节部。主治关节酸痛。酒熨法：用老白干（60度以上的白酒）煨热，取棉布2小块。蘸热酒搽抹患部，布冷则换热布，轮流使用。

13. 握药疗法

桂枝10克，麻黄、防己、荆芥各5克，川芎15克，防风10克，附子3克。上药共研细末，葱白捣泥调和，握于手心令微汗出。每日1次。

14. 药酒外擦疗法

细辛、龙骨风、大钻、小钻、四方钻、满天星、穿破石各适量，加50度左右的白酒浸药酒外擦。

（三）民间验方

（1）在治疗风湿的藤本植物类药之中，伍以"水中之火"的酒类，可加强其活血之性，加快药物的吸收与起效。

（2）瑶医治疗患风湿关节痛症体弱者，以猪尿泡（猪膀胱）塞入固肾之药共烘。

（3）早在宋代以前，广西壮族、瑶族先民就有以蚺蛇胆及肉为药，食用之治疗风湿的经验。在众多的祛风除湿的药中，加一些动物的骨头或蛇类药物，则能起到引经入络、引药入骨的作用而治疗人体骨骼内的风湿毒邪引发的病症。另外，动物骨骼可用来制约药物毒性。

（4）将鸡屎叶与事先泡过的糯米一同打成糊状后，用布袋装好，吊起5～10小时待水滴干后，将布袋内的浆渣做成数块直径约5厘米大小的饼面，用油煎熟即可食用。此饼具有祛风活血、利湿消积、止痛、解毒的功效，常食可治风湿筋骨酸痛、跌打瘀痛等。

（5）将大量生姜、茶叶、花生、葱须、蒜白和少许炒米（事先备好）一起放入石臼捣成泥状，放入锅中加食油翻炒至冒白烟，加入事先烧好的开水或炖好的骨头汤中，稍沸即可做成瑶族特有的油茶。它可驱瘴、避邪、逐湿，对本病的治疗有一定的辅助作用。

（6）缺钳朗（链珠藤）根30～50克，配猪蹄1只，加酒、水各半，炖服。

（7）捆石龙（爬山虎）、石卡兰（石吊兰）各30克，加猪脚尖炖服。

【注意事项】

（1）一般宜进食高蛋白、高热量、易消化的食物，饮食要定时适量，不可暴饮暴食。食盐摄入量应比正常人少。

（2）避免各种诱因，如寒冷、潮湿、过度劳累及精神刺激。

（3）要特别注意保暖，房间及环境温湿度要适宜，尽量不接触冷水、不吹风。

（4）急性期关节肿胀，疼痛较为明显，伴有全身症状，应适当卧床休息。在症状基本控制后，鼓励患者及早下床活动，应用辅助工具，避免长时间不活动。

第十节　蝴蝶瘟（禅干证）（nziaamv baeng gorm）/ 红蝴蝶斑

【病名】

瑶医病名：蝴蝶瘟（禅干证）（nziaamv baeng gorm）。

中医病名：红蝴蝶斑（阴阳毒、日晒疮、温毒发斑、丹疹、血风疮、鬼脸疮、痹病、肾脏风毒等）。

现代医学病名：系统性红斑狼疮。

【概述】

蝴蝶瘟（禅干证），瑶语病名为 nziaamv baeng gorm ，相当于中医的红蝴蝶斑。蝴蝶瘟（禅干证）是一种由自身免疫介导的，以免疫性炎症为突出表现的弥漫性结缔组织病。其发病缓慢，隐匿发生，临床可涉及多个系统和脏器，可累及皮肤、浆膜、关节、肾及中枢神经系统等；并以自身免疫为特征，患者体内存在多种自身抗体，不仅影响体液免疫，亦影响细胞免疫，补体系统亦发生变化。可见于现代医学的系统性红斑狼疮。

【病因病机】

在瑶医看来，百病有百因，百因毒为首，百病虚为根。先天禀赋不足，三元不谐，是其根本原因。在此基础上，加以饮食劳倦、七情困扰、后天失调，复因外感痧、瘴、蛊、毒、疫毒、药物损害等，邪郁化火，诸病入脉，内外合邪，使机体阴阳盈亏失衡，脏腑气机紊乱，气血运行失调，心肾不调，以致瘀血阻络，血脉不通，疏泄不利，气血不能万化，全身各组织器官受损，形成复杂多变的症状。毒邪侵入脉络筋骨，皮肤受损而生斑疹；渐及关节、筋骨出现关节肿痛；入及脏腑而成五脏痹；心脉瘀阻而成心慌胸痹；瘀滞于肾则腰膝酸软，尿浊水肿；毒热攻脑，上扰清窍则头昏头痛、抽搐；弥漫三焦则高热鸱张。本病病位在经络血脉，心脾肝肾虚为本，热毒瘀滞为标。癖毒互结，邪伏血分，本虚标实，此消彼长，导致病情波动，病程缠绵，盈亏失衡。

【诊断依据】

（一）诊断要点

（1）本病以20～40岁的女性较为多发，男女发病的比率为1：10～1：7不等。而儿童和老年人的发病率远比青壮年低。一般老年人发病起病较缓，而儿童发病则较急骤，且病情较重，预后较差。起病大多在春季。

（2）常由感染、使用药物、日晒、妊娠、精神创伤、劳累、手术、免疫系统控制失常等因素诱发或加重病情。

（3）本病临床症状多样，患者间临床表现差异较大，早期症状往往不明显。活动期患者大多数会出现全身症状，约90%患者在病程中出现各种症型的发热，尤以中低度热型多见，此外尚可有疲倦、乏力、体重下降等症状。

（4）本病多以皮肤及关节的单独表现较多，但肾、心等多个系统均可被累及。临床表现复杂多样，多数呈隐匿起病，开始仅累及一两个系统，表现为轻度的关节炎、皮疹、隐匿性肾炎、血小板减少性紫癜等；也有一些患者一起病就累及多个系统，甚至表现为狼疮危象。

（5）主症。

①面部蝶形红斑：面部出现鲜红色的斑疹，范围局限于面颊部、鼻梁部两侧，边缘清楚，皮疹外形像蝴蝶，俗称蝶形红斑。这种皮疹还有光敏性表现，在室外阳光暴晒后皮疹颜色加深，水肿加重。用手触摸红斑的边缘，有一种柔硬感，患者往往没有瘙痒感。急性期有水肿、色鲜红，略有毛细血管扩张及鳞片状脱屑，严重者出现水疱、溃疡、皮肤萎缩和色素沉着。手掌大小鱼际、指端及指（趾）甲周红斑，身体皮肤暴露部位有斑丘疹、紫斑等。

②口腔溃疡：口腔黏膜出现水疱、溃疡。

③非侵蚀性关节炎：90%以上患者有关节肿痛，多呈对称性。最易受累的是手近端指间关节，膝、足、髁、腕关节均可累及。约50%患者有晨僵。X射线检查常无明显改变，仅少数患者有关节畸形。肌肉酸痛、无力是常见症状。

（6）临床表现不明显，但实验室检查足以诊断系统性红斑狼疮者，可暂称为亚临床型系统性红斑狼疮。

（二）辅助检查

（1）抗双链DNA抗体阳性。

（2）低补体血症和（或）循环免疫复合物测定阳性。

（3）狼疮带试验阳性。

（4）肾活检阳性。

（5）抗Sm抗体阳性。

【治疗原则】

本病应以早期诊断早期治疗、防止疾病的发展、减少脏器损害为重点，主要以祛因为要、风亏打盈、恶病不补、捉母擒子为治疗原则。瑶医认为恶病的本质在于邪毒盛，应以祛毒攻邪为主，抓住其主要矛盾，祛除病因，使盈亏平衡。

【治疗方法】

治疗总法以解毒除蛊法、穿经走脉法、补气益元法、祛风散邪法、兼多应杂法为主。

（一）内服方药

1. 盈症

（1）热毒炽盛症。

症状：相当于系统性红斑狼疮急性活动期。面部呈蝶形红斑，色鲜艳，皮肤紫斑甚至有水疱或血疱；关节肌肉疼痛；伴突然高热或持续不退，烦躁口渴，神昏谵语，吐血，衄血，抽搐，大便干结，小便短赤；舌质红绛，苔黄腻；脉洪数或细数。

治则：清热凉血，化斑解毒。

方药一：大贝15克，地龙10克，臭耳根15克，过塘藕10克，假连翘20克，地骨皮15克，水牛角15克，甘草10克，薏苡仁15克，茯苓15克，青蒿15克，白茅根15克，竹叶15克，珍珠母20克，白薇15克，川贝15克，车前子20克。水煎服，每日1剂。

方药二：水杨梅、白花蛇舌草、板蓝根、蝉蜕各适量。上药共研末，制成胶囊，口服，每日3次，每次4～6粒，30天为一个疗程。儿童酌减，孕妇慎服。

方药三：青黛、金银花、水牛角、野芝麻、朱砂各适量。上药共研末，制成胶囊，口服，每日3次，每次5～8粒，儿童酌减。忌食刺激性食品、海产品及煎炸食品。

方药四：地龙、出山虎、土鳖虫、救必应各适量。上药共研末，制成胶囊，每日3次，每次6～8粒，30天为一个疗程。儿童酌减。忌食腥辣发物、海产品及煎炸食品。

（2）气滞瘀塞症。

症状：多见于盘状局限性及亚急性皮肤型红蝴蝶疮。红斑暗淡，角质栓形成及皮肤萎缩；伴倦怠乏力，食欲不振，月经量少并有暗红血块；舌质黯红，有瘀斑或瘀点，苔白或光面舌；脉沉细涩。

治则：疏肝理气，活血化瘀。

方药一：独角莲、出山虎、全虫、蜈蚣各适量。上药共研末，制成胶囊，口服，每日3次，每次6～8粒，30天为一个疗程。儿童酌减，孕妇忌服。

方药二：珍珠、血竭、土鳖虫、冰片各适量。上药共研末，制成胶囊，口服，每日3次，每次6～8粒。

2. 亏症——横蒸双亏症

症状：面部红斑不明显，或无皮损，眼睑、下肢浮肿，胸胁胀满，尿少或尿闭，面色无华；腰膝酸软，面热肢冷，口干不渴；舌淡胖，苔少，脉沉细。

治则：补益脾肾，利水消肿。

方药一：猪苓、泽泻、车前子各适量。上药共研末，制成胶囊，口服，每日3次，每次2～4粒。儿童酌减。忌高盐饮食。

方药二：蜥蜴、土鳖虫、田基黄、黄芪各适量。上药共研末，制成胶囊，口服，每日3次，每次2～4粒。忌食刺激性食物、海产品及煎炸食品。

方药三：蝼蛄、凤尾草、扫把屯、六月雪各适量。上药共研末，制成胶囊，口服，每日3次，每次6～8粒，30天为一个疗程。儿童酌减。忌食腥辣发物、海产品及煎炸食品。

【注意事项】

（1）基本饮食宜清淡、低盐、低脂肪、高蛋白，禁烟酒，多食富含维生素的水果、蔬菜等。

（2）忌食各种海鲜、牛肉、羊肉、鸡肉、猪头肉、河虾、河蟹、姜、葱、韭、辣椒、酒、竹笋、芥菜、腌腊之品等荤腥和辛辣有刺激性食物。瑶医认为食用这些食物后，会导致引发旧病、新病加重的不良后果。

（3）疾病活动期经常卧床休息，病情缓解方可起床进行室外活动。

（4）平时要避免日晒和紫外线的照射，衣着宽松柔软，勤换衣被，每日用温水擦拭皮肤、会阴，防止皮肤和尿路感染。注意保暖，预防感冒。

（5）在病情稳定期可适当活动，避免使用带芳香剂的化妆品、染发剂等。

（6）按时作息，规律生活，勿疲劳，避免受到刺激。

（7）非缓解期SLE患者易于流产、早产或死胎，故应尽可能采取避孕措施，减少妊娠次数，但不宜服用含雌激素类避孕药。

第十一节 鬼打伤（nziaamvhei）/血证

【病名】

瑶医病名：鬼打伤（nziaamvhei）。

中医病名：血证。

现代医学病名：血小板减少性紫癜、再生障碍性贫血。

【概述】

鬼打伤，瑶语病名为 nziaamvhei，相当于中医血证范畴。乃皮下不明原因出血，临床以皮肤黏膜或内脏出血为主要表现。可见于现代医学的血小板减少性紫癜、再生障碍性贫血等疾病。

【病因病机】

本病的发生与血脉及内脏病变有密切关系，气血不能万化是其核心病机，外感、内伤亦会诱发本病。致病因素不外外感毒邪及内伤痨症两大类。外感毒邪一般可见于外感痧气、瘴气，或在中毒、中蛊之后，毒邪与气血相搏，诸病入脉，凝滞于脉络，使得气停于肌肤腠理，闭阻经脉，盈亏失衡，日久邪气从阳化热，热迫动血，损伤脉络，血渗于脉外而发为斑。内伤主要由于素体肝脾肾三脏亏虚或肝肾阴虚，加之反复出血之后，气血不能万化，因虚致痨，阴血亏损，精血既亏，相火必旺，虚火灼伤脉络；或出血过多，血去气伤，气不能摄血，血溢脉外而发为本病。

【诊断依据】

（一）诊断要点

1. 急性型再生障碍性贫血

（1）起病急，进展迅速，病前多有病毒感染史，病毒感染史以上呼吸道感染、风疹、麻疹、水痘居多。常以出血和感染发热为首发症状及主要表现。

（2）主要为皮肤、黏膜出血，往往较严重，皮肤出血呈大小不等的瘀点，分布不均。黏膜出血有鼻衄、牙龈出血、口腔舌黏膜有血疱。常伴内脏出血，主要表现为消化道出血、血尿、眼底出血和颅内出血。

2. 慢性型再生障碍性贫血

（1）起病隐袭，发病前常无明显诱因，以出血为首发症状和主要表现。

（2）患者可有持续性出血或反复发作，出血可见于皮肤黏膜，有的表现为局部的出血倾向，如反复鼻衄或月经过多，病程较长，部分病人可反复发作迁延数年。

（3）兼症：患者可出现神疲乏力、脸色苍白、头晕目眩、心悸、气短、耳鸣等症状。

（二）辅助检查

（1）血象检查。

（2）骨髓象检查。

（3）免疫学检查。

【治疗原则】

本病主要以祛因为要、风亏打盈、恶病不补、捉母擒子为治疗原则。瑶医认为恶病的本质在于邪毒盛，应以祛毒攻邪为主，抓住其主要矛盾，祛除病因，使盈亏平衡。急性期以治疗宜驱邪为主，以打药治疗，扶正为辅，以致迅速止血。慢性期应以扶正为主，驱邪为辅，主要以峻风药补气血、温肾填精，佐以活血解毒。

【治疗方法】

（一）内服方药

1. 恶炔——亏症

（1）气亏不摄禅症。

症状：反复发生肌衄，久病不愈，神疲乏力，头晕目眩，面色苍白或萎黄，食欲不振，舌质淡，脉细弱。

治则：补气摄血。

方药一：结端旁（黄花倒水莲）25克，血风（走马胎）15克，铜卡扎咪（鹅不食草）10克，雷突（花生）种子15克。水煎服，每日1剂。

方药二：应台（五叶薯蓣）、九层风（鸡血藤）茎、五八风（粗叶榕）根、结端旁（黄花倒水莲）各10～15克。上药配猪肉适量，加水炖服，每日1剂。

方药三：元红弱亮（黄毛榕）、五爪风（粗叶榕）根茎、九层风（鸡血藤）茎、结端旁（黄花倒水莲）根茎、竹书咪（玉竹）根茎各15克。上药配猪肉适量炖服，每日1剂。

方药四：土党参、当归、大力王、玉竹、鸡血藤、杜仲、红牛奶各10克。上药配猪脚炖服，每日1剂。

（2）阴亏火旺症。

症状：皮肤出现青紫斑点或斑块，时发时止，常伴鼻衄、齿衄或月经过多，颧红，心烦，口渴，手足心热，或有潮热、盗汗，舌质红，舌苔少，脉细数。

治则：滋阴降火，宁络止血。

方药：温红弱（石榴树）15克，铜烈（假木通）、紫九牛（翼核果）、红九牛（毛杜仲藤）、巴卡紧（五加皮）各10克，肥心使（茜草）6克。上药配猪肉适量

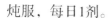

炖服，每日1剂。

2. 恶芙——盈症（禅热妄行症）

症状：皮肤出现青紫斑点或斑块，或伴有鼻衄、齿衄、便血、尿血，或有发热，口渴，便秘，舌质红，苔黄，脉弦数等表现。

治则：清热解毒，凉血止血。

方药：土大黄25克，丹参15克，鸡内金15克。水煎服，每日1剂，10天为一个疗程。忌食辛辣之物、喝茶等。

（二）民间验方

心合咪（仙鹤草）30克，雷骨碎（路边青）30克，鸭蛋1个。水煎，吃蛋喝汤。适用于血小板减少性紫癜。

【注意事项】

（1）饮食应加强营养，提高免疫力。应给予高蛋白、高维生素及易消化饮食。忌食海鲜、牛肉、羊肉、鸡肉、猪头肉、河虾、河蟹、姜、葱、韭、辣椒、酒、竹笋、芥菜、腌腊品等荤腥、辛辣和有刺激性食物。瑶医认为食用这些食物后，有引发旧病、新病加重的不良后果。

（2）加强必要的防护，避免创伤而引起出血。

（3）注意观察患者有无鼻黏膜出血、齿龈出血、便血、消化道和泌尿道出血。腹痛者禁用热水袋，以防肠出血。鼻衄用油沙条或脱脂棉球填塞，齿龈出血局部用吸收性明胶海绵或巴曲亭放置出血处，关节出血局部冷敷加压包扎。

（4）避免情绪波动或精神刺激。

（5）急性期卧床休息，病情稳定后可适当活动。

第十二节　东夷（饿痨）（guiezgormv）/消渴

【病名】

瑶医病名：东夷（饿痨）（guiezgormv）。

中医病名：消渴。

现代医学病名：糖尿病。

【概述】

东夷（饿痨），瑶语病名为 guiezgormv，相当于中医的消渴，是一种以多饮、多食、多尿、形体消瘦或尿有甜味为主要表现的一种疾病。早期症状不明显，久病可影响全身，导致眼、肾、足、心脏等部位发生病变。本病具有一定的遗传性，多发生于40岁以上人群，且以肥胖者多见。可见于现代医学的糖尿病。

【病因病机】

本病是由于在先天禀赋不足、素体阴虚、情志失调、饮食不节、劳欲过度等前提下，感受了蛊毒，或者素体因虚致痨，盈亏失衡，影响了气的万化功能，导致体内痰、湿、浊等病理产物停滞，进而产生虚火，耗伤机体，使得三元失谐而致。本病日久容易发生两种转变：一是虚火消耗，伤津耗气，阴损及阳，盈亏失衡更加严重，甚则影响心肾而产生水肿、昏迷、肢厥、烦躁、呕恶、脉细欲绝等影响生死之危象；二是病久入络，气化停滞，导致血脉瘀阻，出现溃疡（以足部为主）、发黑、腐烂、坏死等脱疽之象。

【诊断依据】

（一）诊断要点

（1）本病有一定的遗传性，发病人群年龄多在40岁以上，以体形肥胖，有高血压、心脑血管病史者多见。

（2）主症：口渴多饮、多食易饥、尿量频多、形体消瘦或尿有甜味。

（3）兼症：全身困倦、倦怠乏力、五心烦热、盗汗、心悸怔忡、腰膝酸软、头晕耳鸣、水肿、恶心欲吐、双目干涩视物模糊、大便干结。

（4）舌诊：舌红少津，脉沉细。

（二）辅助检查

（1）任意时间血浆葡萄糖值大于等于11.1 mmol/L（200 mg/dL）。

（2）空腹血糖值不小于7.0 mmol/L（126 mg/dL）（空腹定义为至少8小时内无热量摄入）。

（3）口服葡萄糖耐量试验2小时空腹血糖值不小于11.1 mmol/L（200 mg/dL）。

（4）伴有典型的高血糖或高血糖危象症状的患者，随机血糖值不小于11.1 mmol/L。

【治疗原则】

本病致病有盈、亏两个方面，以虚火、痰浊、蛊毒为主要病因，加之病程长，易耗伤正气，且疾病过程中常伴有并发症，所以应以祛因为要、风亏打盈、捉母擒子为治疗原则。

【治疗方法】

治疗总法以解毒除蛊法、穿经走脉法、导滞开结法、兼多应杂法为主，在疾病后期注意配合补气益元法。

（一）内服方药

1. 盈不盛亏不显之阴虚期

症状：口渴多饮，多食易饥；尿频量多，混浊如脂膏，或尿有甜味；头晕耳鸣；形体消瘦；舌红苔黄；脉细数。

治则：滋阴生津。

方药：玉米须50克，沉香30克，生地25克，天花粉25克，麦冬18克，薏苡仁20克，五味子15克，升麻10克，白术25克，甘草20克。水煎服，每日1剂，与阳证方配合晚上服用，与阴证方配合白天服用。

2. 盈不盛亏不著之阳证

症状：多食易饥，口渴，尿多，形体消瘦，大便干燥，舌苔黄，脉滑实有力。

治则：清胃养阴。

方药：天花粉25克，玄参10克，虎杖5克，苦参9克，石斛5克，黄连6克，知母5克，瓜蒌9克，麦冬10克。水煎服，每日1剂，与盈不盛亏不显之阴虚期方药配合于白天服用。

3. 盈不盛亏不著之阴证

症状：口渴引饮，大便溏，或饮食减少，精神不振，四肢乏力，形体消瘦，舌质淡红、苔白而干，脉弱。

治则：行气除湿。

方药：升麻5克，丹参10克，乌药10克，沉香5克，金樱子15克，吴茱萸12克，覆盆子9克，益智仁6克，草薢15克。水煎服，每日1剂，与盈不盛亏不显之阴虚期方药配合于晚上服用。

4. 盈不盛亏更著之阳虚期

症状：小便频数，混浊如脂膏，面容憔悴，腰膝酸软，四肢欠温，舌苔淡白，脉沉细无力。

治则：温阳固涩。

方药：牛尾蕨30克，藤梨根20克，杉寄生20克，白芍30克，甘草15克，仙鹤草20克，决明子20克，毛冬青20克，黑老虎15克，白花蛇舌草20克，十大功劳15克，黄芪30克，飞龙掌血15克，桂枝10克，熟附子10克。水煎服，每日1剂，分3次服。

5. 盈不盛亏更著之肝肾阴虚期

症状：尿频量多，混浊如脂膏，腰膝酸软，四肢乏力，头晕耳鸣，易怒，舌红苔少，脉弦数。

治则：滋阴温阳。

方药：十大功劳10克，甜茶10克，山药15克，吴茱萸10克，生地10克，熟地10克，丹皮10克，泽泻15克，茯苓15克，葛根15克，苍术15克，天花粉15克，肉苁蓉12克，金樱子15克，巴戟15克，薏苡仁5克，牛膝10克，黄芪20克，太子参20克，桂枝10克，熟附子10克，杉寄生15克。水煎服，每日1剂，分3次服。此方药更适合于肝肾亏虚、阴虚火旺型患者。

（二）外治疗法

瑶医刺血疗法：用三棱针点刺金津、玉液、承浆穴位，使之出血，可治疗东夷之口干多饮。

（三）民间验方

1.瑶医民间方

毛冬青15克，杉寄生15克，十大功劳15克，西洋参10克，麦冬10克，丹参10克，五味子10克，肉苁蓉15克，山药15克，苍术15克，金樱子15克，巴戟天15克，吴茱萸10克，泽泻15克，白茯苓15克，菟丝子15克，丹皮10克，生地15克，天花粉20克，薏苡仁20克，黄芪20克，熟地15克，熟附子10克，怀牛膝12克，桂枝10克，葛根20克，甜茶叶10克。水煎服，每日1剂，分3次服。有并发症者加减用药，加边菊花10克、枸杞子6克；下肢沉重者加黄芪50克、当归15克；有腹泻者去甜茶叶。混合型糖尿病患者除具有以上并发症外，还有心烦口干、多饮多尿、易饥多食、时时觉得心慌、感觉行动不利，或有下肢痒痛、溃疡、视物不清等并发症；患者血糖值不一定高但尿糖度很高，舌苔厚腻苔或苔光舌红。

2.瑶医食疗法

食疗的作用不可轻视，它有独特的治疗效果，有健脾、止渴、降糖等功效，对慢性病患者而言，是比较理想的疗法，贵在坚持。

（1）对于糖尿病肾病出现水肿的患者，瑶医会在利水剂中加入一些动物药暖脏或暖腰骨等，目的是运用与药物相反的食物来克制药物的毒副作用，减少引发并发症的可能。

（2）将田螺与薄荷叶同煮做成田螺菜，食用田螺肉，可防治糖尿病。

（3）将水菖蒲的根块洗净，置瓦罐内，加酒磨至稠状做成菖蒲酒，适量饮用。在饮酒之前，按传统先将酒涂在患者前额、太阳穴、手背及各大关节上，并使揉搓部位发热为止。此酒可降血压、抑菌，对糖尿病血压高、伤口不易愈合者能起到一定帮助作用。

（4）瑶医认为，常喝绿茶有降血脂的作用。

（5）南瓜粉250克，玉米粉（以黄玉米为佳）250克，山药粉50克，炒黑豆50

克。煮成粥，食前加麻油25克（无油者用30～50克芝麻代之）、少量食盐，调匀，每餐一碗。有条件者，可在热粥中加一些新鲜菠菜，效果更佳。

【注意事项】

本病病程较长，病情较为复杂，涉及全身多系统的功能紊乱，需要长期进行整体调节，重在综合防治。

（1）坚持按时服药，预防感染，保持心情舒畅。

（2）注意监测血糖，定期检查血糖、尿糖。

（3）注意控制血压、血脂、体重保持在正常范围内。

（4）提倡患者生活作息有规律，并勤于锻炼，戒烟戒酒。

（5）严格控制饮食。本病患者可食用的食物种类及进食量必须严格按医嘱执行，做到定时定量进餐，且做到营养均衡。忌食肥甘厚腻、含糖食品、水果，忌烟酒和辛辣食物等。

（6）对于肥胖的患者，应注意限制高热量的食物摄入，每天的总热量控制在3140～4600焦，并配合适量运动，逐步减肥，以达到标准体重为宜。

（7）本病容易导致皮肤、足部、呼吸道、泌尿系统的感染，患者应养成良好的卫生习惯，注意皮肤清洁，避免外伤。避风寒，慎起居，防外感，增强抵抗力。

第十三节　化窖结球（weih gaauv gitv mbaengx）/石淋、尿石症

【病名】

瑶医病名：化窖结球（weih gaauv gitv mbaengx）。

中医病名：石淋、尿石症。

现代医学病名：泌尿系统结石病。

【概述】

化窖结球，瑶语病名为 weih gaauv gitv mbaengx，相当于中医的石淋、尿石症，以疼痛、血尿为临床特点，若是因结石过大，阻塞水道亦可导致水肿、癃闭、关格等疾病的发生。本病男性多发于女性，发病率男女比例约3：1。在我国长江以南地区为多发地区。可见于现代医学的泌尿系统结石病（包括尿路结石、膀胱结石、输尿管结石和肾结石）。

【病因病机】

本病由于房事不节或下阴感受湿热邪毒以后，机体盈亏失衡，湿热邪气上犯膀胱，导致膀胱湿热，形成化窖结球；或是饮食不节，导致湿热内生，湿邪盈盛，进而下注膀胱、蕴结膀胱、煎熬尿液，结为砂石；或是由于禀赋不足或劳伤久病，或久淋不愈以后，脾肾气虚，影响气的万化功能，进而导致膀胱气化不利，尿液生成与排泄失常，日久便发为本病。因气化不利，结石梗阻，不通则痛，而热伤血络可引起血尿。

【诊断依据】

（一）诊断要点

（1）多原发于肾脏和膀胱。

（2）主症：尿中夹砂石，排尿涩痛或排尿时突然中断，尿道窘迫疼痛，小腹拘急，或一侧腰腹绞痛难忍，甚则波及外阴，尿中带血，舌红，苔薄黄，脉弦或带数。

（3）兼症：若病久砂石不去，可伴见面色少华，精神委顿，少气乏力，舌淡边有齿印，脉细而弱；或低热、手足心热，腰腹隐痛，小腹坠胀，舌红少苔，脉细或带数。

（二）特色诊法

（1）目诊：黑睛内有红色斑点表明器官有局部出血。目下肿多为水肿。

（2）甲诊：指甲黑色。黑是青之渐，甲床黑，提示寒症、瘀血、痛症。黑是肾之本色，若久病甲黑枯槁无泽，提示肾气将绝，病凶。

（三）辅助检查

（1）首先检查尿常规。

（2）通过泌尿系统B超判断是否有尿潴留。

（3）有尿潴留者，再做尿流动力学检查，以明确是否为机械性尿路阻塞。

（4）有尿路阻塞者，再通过肛门指检、前列腺B超、尿道及膀胱造影X射线摄片、前列腺特异性抗原等检查以明确尿路阻塞的病因。

【治疗原则】

本病治疗以祛因为要、风亏打盈为原则。治疗的关键在于排石，以通淋排石为主。因本病盈亏夹杂，故盈者宜清热利湿、排小便，亏者宜补气、行气。

【治疗方法】

治疗总法主要以导滞开结法为主线，并根据机体具体的盈亏表现选择泄热逐邪法、补气益元法等。

（一）内服方药

1. 盈盛热炽症

症状：尿中夹砂石，排尿涩痛或排尿时突然中断、尿道窘迫疼痛，小腹拘急，往往突发，一侧腰腹绞痛难忍，甚则牵及外阴，尿中带血，舌红，苔薄黄，脉弦或带数。

治则：清热利湿，排石通淋。

方药：石韦散加减。本方清热利湿，排石通淋，适用于各种石淋。水煎服，每日1剂。

2. 湿热盈盛症

症状：尿中夹砂石，排尿灼热涩痛，或排尿时突然中断、小便短、数频涩，溺色黄赤，小腹拘急胀痛，或有寒热、口苦、呕恶，或有腰痛拒按，或有大便秘结，舌苔黄腻，脉滑数。

治则：清热利湿，散血通淋。

方药：追骨风30克，七亮15克，上山虎10克，下山虎10克，茶敬（瑶语音译名，暂无对应中药名）30克，元培亮（瑶语音译名，暂无对应中药名）15克，红弱亮（瑶语音译名，暂无对应的中药名）10克，大肠风10克，五爪风15克，参亮（杉树根）30克，舌古咪（瑶语音译名，暂无对应的中药名）15克，白茅根30克，八套咪（瑶语音译名，暂无对应的中药名）30克，元林10克。水煎服，每日1剂。

3. 元亏湿盛症

症状：小便不畅或点滴不通，形体消瘦，双下肢浮肿，倦怠乏力，卧床不起，舌苔薄白，脉沉细。

治则：健脾益肾，通利水道。

方药：一身保暖（结香）20克，吊水莲20克，金锁匙20克，熟地15克，山药20克，吴茱萸20克，肉苁蓉15克，茯苓20克，菟丝子15克，巴戟天15克，杜仲15克，金沙藤15克。水煎服，每日1剂。

（二）外治疗法（刺血疗法）

主穴：①肾俞、腰阳关；②阴陵泉、阳交。以三棱针直刺穴位出血，再反复挤血、抹血直至难挤出血为止。适用于缓解本病导致的绞痛。

（三）民间验方

（1）金钱风、鲜灯盏菜、鲜藕节、鲜扁柏、糯米各15克。上药共捣烂取汁调蜂蜜服，每日1剂。

（2）大黄15克（酒炒），海金沙10克，琥珀、泽泻各9克，鸡蛋清5个，米酒

30毫升。上药共研末与蛋清调匀后，以米酒冲服，每日1剂，分3次服用。

（3）中亮（棕榈）根30～60克，钻地风（透骨消）30克。水煎服，每日1剂。

【注意事项】

（1）注意外阴清洁，不憋尿，大量饮水，每天饮水量宜2000～3000毫升，每2～3小时排尿一次。若能饮用磁化水，则更为理想。饮水宜分多次进行。

（2）调节饮食，以清淡、低蛋白、低脂肪食物为主，少喝啤酒，菠菜、豆腐、竹笋、苋菜之类食物亦不宜进食太多。痛风患者应少食动物内脏、肥甘之品。

（3）及时治疗尿路感染，解除尿路梗阻。

（4）妇女在月经期、妊娠期、产后应尤其注意外阴的清洁卫生，以避免体虚受邪。

（5）适当运动，如跑步、跳绳有利于结石的排出。

（6）避免纵欲过度，保持心情舒畅，以提高机体免疫力。

第十四节　革施扪（mbuoh mun）/ 胃痛、胃脘痛、心下痛

【病名】

瑶医病名：革施扪（mbuoh mun）。

中医病名：胃痛、胃脘痛、心下痛。

现代医学病名：胃炎，胃、十二指肠溃疡，胃出血，急性胃肠炎，胃肠痉挛，胃神经官能症，反流性食管炎，胃下垂等。

【概述】

革施扪，瑶语病名为 mbuoh mun，相当于中医的胃痛、胃脘痛、心下痛，是以上腹部近心窝处经常发生疼痛为主要症状的一种病症。其根据疼痛性质可表现为胀痛、隐痛、刺痛、灼痛、闷痛、绞痛等，但其中以胀痛、隐痛、刺痛为多见。其疼痛或持续，或时痛时止，多因饮食不节、情志不畅、寒暖失宜、劳累等因素诱发或加重。常伴有食欲不振、嗳腐吞酸、恶心呕吐等症状。可见于现代医学中的胃炎，胃、十二指肠溃疡，胃出血，急性胃肠炎，胃肠痉挛，胃神经官能症，反流性食管炎，胃下垂等病。

【病因病机】

本病乃因为气候失常，外感痧气、瘴气、寒邪，或因水土不服等，进而外邪气入脉，邪气随脉体循周身而行，日久邪气盈盛，阻滞经脉，三元失谐，形成气滞、寒凝、湿阻、热郁、血瘀等，经脉不通则痛。另外，饮食不节、饥饱失常、暴饮暴食、体虚劳倦，导致脾胃虚弱或脾胃虚实夹杂，体虚盈盛，而盈亏失衡之三元失谐之象，日久成痨，不荣则痛。

【诊断依据】

（一）诊断要点

（1）有饮食不洁，暴饮暴食，饮食、作息不规律等不良习惯。

（2）发作前多有明显的诱因，如饮食不节、饥饿、酗酒、受寒、情志不畅、劳累或服用有刺激性药物等。

（3）以中青年人多见。

（4）主症：经常性上腹胃脘部发生疼痛，其疼痛性质具有多样性，有胀痛、隐痛、刺痛、灼痛、闷痛、绞痛等，常伴有食欲不振、恶心呕吐、嗳腐吞酸、脘腹嘈杂、胃气失和的症状。

（5）兼症：精神萎靡，面色苍白，冷汗出，四肢厥冷，大便稀溏或大便色黑，脉细涩，等等。

（二）辅助检查

（1）上消化道X射线钡餐透视、纤维胃镜及病理组织学检查，可见胃、十二指肠黏膜炎症、溃疡等病变。

（2）大便或呕吐物隐血试验强阳性者，提示并发消化道出血。

（3）B超、肝功能、胆道X射线造影有助于鉴别诊断。

【治疗原则】

本病治疗以祛因为要、治求专方、风亏打盈为原则。"邪盛以祛邪为急"，针对气滞、寒凝、湿热、血瘀等致病因素所导致的革施扪，首先要祛除其主要病邪，邪祛则病安，故治疗应遵祛因为要；"正虚以扶正为先"，因虚、因痨致革施扪者，其病程较长，当坚持服药，不可中途换医换药，所以当治求专方；而对于虚实夹杂者，治疗则应扶正祛邪，故以风亏打盈为主，以风药扶正、打药祛邪。

【治疗方法】

治疗总法为解毒除蛊法、穿经走脉法、泄热逐邪法、添火逼寒法、补气益元法、祛风散邪法、导滞开结法。

（一）内服方药

1. 盈盛亏不显之痰阻期

症状：胃脘痛，脘痞胀满，纳呆恶心，吐酸嘈杂，小便黄，大便不畅，舌红苔黄，脉数。

治则：清热，化痰，通经络。

方药：鸡穿裤（仙鹤草）30克，白蜡树皮15克，飞龙掌雪20克，六月雪10克，九节风10克，黑老虎20克，决明子20克，杉寄生20克，白花蛇舌草20克。水煎服，每日1剂，分3次在饭前半小时服用。

2. 盈盛亏不显之络阻期

症状：胃脘痛，痛有定处，按之痛甚，食后加剧，入夜尤甚，舌质紫暗，脉涩。

治则：祛风，化痰，通经络。

方药：蚁哄毛（毛冬青）20克，鸡穿裤（仙鹤草）30克，牛尾蕨30克，藤梨根20克，飞龙掌血20克，黑老虎20克，杉寄生20克，金耳环5克，半枝莲20克，白花蛇舌草20克，独角莲10克，决明子20克。水煎服，每日1剂，分3次饭前服用。

3. 盈盛亏不显之湿热期

症状：胃脘痛，牵引背胁，嗳腐吞酸，大便不爽，时有灼热感，舌苔厚腻，脉滑。

治则：清热，利湿，化痰。

方药：车前草10克，救必应、杜仲、白点秤、千里光、华泽兰、木姜子、五爪风（掌叶榕）、酸藤子、走血风（飞龙掌血）、四块瓦、入山虎（两边针）、山慈菇、沉杉各5克。如属寒痛加黄花倒水莲、走马风、一身保暖（结香）、牛大力根、瘦猪肉各5克。水煎服，每日1剂，分2次服用。

4. 盈盛亏不显之湿热中阻期

症状：胃脘灼痛，口渴不欲饮，小便黄，大便不畅，舌红，苔黄腻，脉滑数。

治则：清热化湿，理气和胃。

方药：椿芽子、金针菜、黄钻、石菖蒲、大钻、黄连、四方钻、山豆根、毛冬青、麻风草、田基黄、红天葵（紫背天葵）各5克，细辛3克。水煎服，每日1剂。

5. 盈盛亏不显之虚寒期

症状：胃脘隐痛，绵绵不休，空腹痛甚，得食则缓，喜温喜按，泛吐清水，食少纳呆，大便溏薄，神疲倦怠，舌淡苔白，脉缓。

治则：和胃止痛。

方药：六月雪、三姐妹、地胆头、九里明、九龙胆（金果榄）、罗汉果、北细辛、荜茇、七叶一枝花、山菠萝各6克。水煎服，每日1剂。

（二）外治疗法

1. 神火灸疗法

取质量较好，直径0.2～0.4厘米、长5～8厘米的小钻或制断肠草、杜仲藤数条，以药条的一端在灯火上点燃取暗火，右手拇指和食指持近燃端，小指和无名指轻抵在患者肌肤上，快速用暗劲轻点胃俞、脾俞、中脘、内关、足三里等穴位。一般点燃一次可以在一个穴位附近灸数次（呈梅花状）或者点燃一次灸数个穴位。

2. 脐药疗法

蓖麻子1份，五倍子1份。上药共研捣如膏敷脐部，外用关节镇痛膏6～8张固定，每天早、中、晚各热熨1次，第四天去掉，通常6次为度，可治胃下垂引起的胃痛。孕妇、吐血者忌用。

3. 火攻疗法

采用经过加工炮制的药枝，点燃熄灭后，用暗火包裹于牛皮纸内间接灸患者胃脘部来刺激身体一定穴位（部位），可治疗气虚下陷，胃下垂、胃寒所致的胃痛。

（三）民间验方

（1）适当饮用菖蒲酒，有镇痛、解痉等作用；服食大米、玉米、番薯、芋头、火麻、大豆等食物，有健脾胃的作用。

（2）用香枫叶、黄姜汁蒸糯米饭食用，可行气健胃。蔬菜、瓜果性多寒，虚寒之胃痛者需忌食。另外，动物肉及油炸食品难以消化，有损脾胃功能，脾胃虚弱者忌食。

（3）将鸡屎叶与事先泡过的糯米一起打成糊状，用布袋吊好沥干水后，做成直径为5厘米的饼面，用油煎熟，食饱为度，有利湿消食的作用，可治疗胃胀、胃痛。

【注意事项】

（1）注意气候寒暖之变和节气时令对病情的影响，防止感冒和胃腹部受凉，避免受虚邪贼风的伤害，病室温度要尽量适宜，环境洁净，光线柔和，并根据症型之异及时调节室温、湿度。

（2）调节情志，保持心情舒畅，力戒忧、思、恼、怒，保持心态平和。

（3）要养成良好的饮食习惯，做到定时定量，少食多餐，以易消化、无刺激性、营养丰富、细软的流汁或半流汁饮食为宜。如牛乳、豆浆、鸡蛋汤之类食物，既富于营养又能中和胃酸，亦可吃肉粥、藕粉、肉菜汤之类。忌烟酒及辛辣、油腻之品，避免暴饮暴食。

（4）坚持体育锻炼增强体质，增强机体抵抗力，协调脾胃等脏腑功能，以利于胃病的修复。

（5）痛剧时应卧床休息，减少移动，轻者可适当活动。

第十五节　蓝哥（黄标）（hlan gorl）/肝浊、黄疸

【病名】

瑶医病名：蓝哥（黄标）（hlan gorl）。

中医病名：肝浊、黄疸。

现代医学病名：肝炎。

【概述】

蓝哥（黄标），瑶语病名为 hlan gorl，相当于中医的肝浊、黄疸等，通常是指由多种致病因素（如病毒、细菌、寄生虫、药物、化学物品或毒物、酒精等）侵害肝脏，使得肝脏的细胞受到破坏，肝脏的功能受到损害，导致身体一系列不适症状及肝功能指标的异常。而最常见的原因是由病毒造成的，且具有传染性。在我国，以乙型肝炎为多见。可见于现代医学的肝炎等病。

【病因病机】

本病的发生多与气候及水土湿热，嗜食肥甘厚腻，劳累过度，情志失衡等因素相关。夏秋季节，尤其在南方地区，湿温初起，天暑下逼，地湿上腾，人处气交当中，则易感湿热、痧气、瘴气、疫疠之邪，这些邪气经鼻窍侵犯人体以后，人身之气不能抵抗天地之疫气，三元失谐，疫气交蒸，酿成热毒，毒邪入经脉、血脉贯于周身，郁于肌表则见身热不扬、身重头痛，横逆犯胆则出现身目发黄、厌食油腻等现象。另外，嗜食肥甘厚腻者易生湿热，盈亏失衡也会发为本病。

因劳累过度或者湿热毒邪久郁机体，逐渐耗伤正气，而发为虚、痨，呈现出正虚邪实、虚实夹杂的现象。因本病所犯之疫疠、瘴毒较为猛烈，一则入于人身后能很快化热化火，伤津耗液，导致阴虚；二则毒邪强盛而往往可经由口、鼻、血液等传染他人。

【诊断依据】

（一）诊断要点

（1）多与饮食不洁、情志抑郁、劳累、酗酒、药物等因素相关。

（2）有与严重肝炎患者接触史，或通过母婴传染。

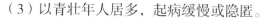

（3）以青壮年人居多，起病缓慢或隐匿。

（4）主症：蓝哥的临床表现可轻重不一，有毫无症状者，也有轻微不适者，还有严重肝功能衰竭者。通常其主要症状为食欲减退，无饥饿感，消化功能差，进食后腹胀或进食后引起恶心、呕吐等症状，厌吃油腻食物；肝区不适或隐痛，肝区肿大；面色晦暗、黄褐无华、粗糙，唇色暗紫；巩膜黄染或皮肤黄染或出现"三黄"症状；出现蜘蛛痣和肝掌等。

（5）兼症：全身乏力，活动后易感疲倦，失眠，低热，舌红苔厚，等等。

（二）辅助检查

（1）肝功能检查。

（2）乙肝两对半检查。

（3）B超检查。

【治疗原则】

对于外犯之邪，首先应针对性地祛除，从根本上祛除病因，以打药为主，稍配伍一些风药提正气，故治疗本病以祛因为要、风亏打盈为原则。

【治疗方法】

治疗总法为解毒除蛊法、穿经走脉法、泄热逐邪法。

（一）内服方药

1. 盈盛亏不显期

症状：身目俱黄，发热口渴，腹部胀闷，胁痛，口干而苦，小便短少黄赤，大便秘结，舌质红、苔黄腻，脉弦数。

治则：清热，利湿，退黄。

方药：山栀根30克，土茵陈20克，洋蒲桃20克，小田基黄10克，金钱草20克，六月雪10克，草鞋板15克，土柴胡10克，紫苏（全草）12克，车前草10克，淡竹叶10克。水煎，每日1剂，分3次服用。

2. 盈盛亏不著期

症状：身目俱黄，脘腹痞闷，肢倦乏力，胁肋隐痛不适，饮食不佳，大便不调，舌苔薄白，脉细弦。

治则：清热，利湿，退黄，健脾和胃。

方药：山栀子12克，土茵陈20克，虎杖12克，小田基黄10克，饿蚂蝗30克，六月雪10克，茶镜10克，山芝麻10克，金钱草15克，鸡骨草10克，党参15克，白术15克，茯苓15克，山楂15克，麦芽15克，神曲10克，甘草10克。水煎，每日1剂，分3

次服用。

3. 盈盛亏更着期

症状：面目及肌肤淡黄，甚则晦暗不泽，肢软乏力，心悸气短，大便溏薄，舌质淡、苔薄，脉濡细。

治则：利湿，退黄，理气，助运。

方药：洋蒲桃20克，山栀根20克，六月雪10克，金钱草10克，鸡骨草10克，虎杖10克，小田基黄10克，山板兰30克，白花蛇舌草20克，党参20克，白术15克，黄芪50克，十大功劳20克，柴胡6克，土茯苓15克，茯苓15克，当归10克，白芍20克，枳壳10克，陈皮10克，甘草10克。水煎，每日1剂，分3次服用。

（二）外治疗法

1. 鲜生含服疗法

采用治疗肝炎的生药原汁含服。

2. 刺血疗法

主穴：①阳交、足三里、曲泽；②阳陵泉。直刺穴位至出血，取血络。

3. 脐药疗法

山栀子、桑椹各15克，桃仁、杏仁各30克。上药共研细末，加适量醋调成糊贴于神阙穴，每两天换1次药。适用于慢性肝炎。

4. 药浴疗法

山栀子50克，虎杖50克，六月雪50克，茶敬（瑶语音译名，暂无对应的中药名）50克，大青根50克，紫苏50克，草鞋板50克，淡竹叶30克，黄柏皮500克，假连翘50克，山芝麻50克，党参15克，白术15克。将上药水煮后，取药水泡洗全身。每次洗浴20～30分钟。

（三）民间验方

（1）适当饮用菖蒲酒，有化湿解毒的作用，可用于肝炎湿热毒盛的辅助治疗。

（2）虎杖、土黄连、枇杷根、苦李根（长叶冻绿）、丹竹根、大田基黄（遍地金）各10克。水煎服或配鸡肉炖服，每日1剂。

（3）黄花菜、土黄连、一枝香、黄柏、虎杖、山栀子、三姐妹（细叶香茶菜）、田基黄、马莲鞍、鲤鱼尾、槟榔、乌姜、七叶一枝花、八角莲各10克。水煎服或配鸡肉炖服，每日1剂。

【注意事项】

（1）本病病程长，患者应注意避免焦虑、抑郁、不安等负面情绪影响病情，保持情绪舒畅，在控制病情后应注意规律服药，以巩固病情，以免反复发作。

（2）对于重症患者，应密切观察患者的一般情况，如体温、脉搏、血压、尿量、肢体末梢循环，以及是否有牙龈出血、胸闷等情况；要注意定期复查，监测病情，以便及时发现病情并及时处理。

（3）本病患者的饮食要新鲜、易消化，并含有一定量的蛋白质、碳水化合物和维生素B、维生素C。要低脂肪、低糖、高营养、高维生素饮食。注重一日三餐的合理搭配，软硬适宜、清淡饮食。有腹水者应严格控制食盐摄入量。

（4）适当锻炼，以不疲劳为原则；要保证充分的休息。半年内应节制性生活，女性还应进行避孕。

（5）戒烟酒，禁食辛辣、生冷等对胃肠道有刺激的食物。同时，做好家庭消毒隔离，患者应注意保暖，预防感冒。

第十六节　篮硬（hlan gaenge）/积聚

【病名】

瑶医病名：篮硬（hlan gaenge）。

中医病名：积聚 。

现代医学病名：肝硬化。

【概述】

篮硬，瑶语病名为 hlan gaenge，相当于中医的积聚，是由一种或多种原因引起肝脏损害，是一种以肝组织弥漫性纤维、假小叶和再生结节形成为特征的慢性全身性疾病。本病以肝脏损害为主。临床主要表现为食欲不振、上腹胀痛、黄疸、腹水、腹痛、消化道出血、脾肿大、肝肿大、体重减轻、疲倦乏力、面色黝黑等症状。本病呈进行性、弥漫性、纤维性病变发展。是我国常见疾病和主要死亡病因之一。可见于现代医学的肝硬化。在我国大多数为肝炎后肝硬化，少数为酒精性肝硬化和血吸虫性肝硬化。

【病因病机】

本病的发生可在肝炎的基础上发展而来。加上七情内郁、嗜酒过度、饮食不节、劳欲损伤、感染湿热虫毒，或黄疸、积聚等病失治误治，导致病情加重，而气滞血瘀、水停蓄积于腹内，盈亏失衡，此时正虚邪亦虚，疫疠毒邪不甚，所不具有传染性，而多为虚实夹杂之病症。疾病早期以气虚、气郁、湿热、血瘀为主。肝失疏泄，导致气滞血瘀，肝横逆犯胃，伤及脾胃阳气，脾失健运，水湿内聚于机体，日久化为痰，痰湿阻滞而使水气愈发积聚，进而导致腹水的形成。疾病日久及肾，肾主水之功能受到损伤，开阖不利，水湿不化而胀满愈甚。最终导致以脾肾阳虚为本，湿热瘀毒为标之证。

【诊断依据】

（一）诊断要点

（1）发病高峰年龄在35～48岁，患者男女比例为3.6∶1～8∶1。

（2）其主要病因为病毒性肝炎、酒精中毒、胆汁淤积、循环障碍、代谢障碍、营养障碍、免疫紊乱及受工业毒物或药物影响等。

（3）本病的起病较为隐匿，大多数病情发展缓慢，病情亦较轻微，可隐伏数年至10年以上；少数因短期大片肝坏死，3～6个月便发展成肝硬化。

（4）早期为代偿期，无症状或症状轻微，可有乏力、食欲减退、腹胀不适等症状。当出现腹水或并发症时，临床上称之为失代偿期肝硬化。失代偿期肝硬化临床表现明显，可发生多种并发症。

（5）主症。

早期代偿期症状：以全身乏力和食欲减退为主，可伴有腹胀不适、恶心、上腹隐痛、轻微腹泻等症状，少数患者有不规则低热，症状呈间歇性出现，多由劳累后出现。患者营养状况一般，可触及肿大的肝脏、质偏硬，脾可肿大。肝功能检查正常或仅有酶学指标轻度异常。常在体检或手术中被偶然发现。

失代偿期症状：①消瘦乏力，精神萎靡，面色黧黑而无光泽，可出现不规则低热；②食欲不振，甚至厌食，可有恶心、偶伴呕吐，腹胀症状出现，稍进油腻肉食即易发生腹泻；③牙龈、鼻腔出血，皮肤紫癜，女性月经过多等出血症状；④男性可有性功能减退、男性乳房发育，女性可发生闭经、不孕等内分泌失调的表现；⑤出现呕血、黑粪、皮肤黏膜苍白；⑥出现蜘蛛痣、肝掌、"三黄征"，腹壁静脉以脐为中心显露至曲张，严重者脐周静脉突起呈水母状并可听见静脉杂音。

（6）检查：触诊可见质硬而边缘钝；后期缩小，肋下常触不到。约50%的患者可触及肿大的脾脏。

（二）辅助检查

（1）血常规检查。

（2）尿常规检查。

（3）肝功能试验检查。

（4）免疫功能检查。

（5）腹水检查。

（6）X射线或CT等影像学检查。

（7）胃镜检查。

（8）腹腔镜检查。

【治疗原则】

本病虚实夹杂，以祛因为要、风亏打盈、捉母擒子为主要治疗原则。盈则消，亏则补，以打药治疗盈证，以风药治疗亏症，抓住其主要矛盾，在补益正气的同时不忘祛除实邪。

【治疗方法】

治疗总法为解毒除蛊法、穿经走脉法、补气益元法、导滞开结法。

（一）内服方药

1.盈盛亏不著之痰阻期

症状：腹胀或腹痛，腹部时有物聚起，便秘，纳呆，脘痞不舒，舌苔腻，脉弦滑。

治则：清热，化痰，消聚。

方药：谋见亮（小把天门）30克，山栀子9克，黄连5克，黄花草（旋覆花）、虎杖、射干、洋蒲桃、小稔子、大力王、九节风各15克。水煎服，每日1剂。

2.盈盛亏不著之气滞血阻期

症状：腹部积块质软不坚，固定不移，胀痛并见，舌暗，苔薄，脉弦。

治则：理气活血，消积散瘀。

方药：茵陈、丹参、山栀子、溪黄草、古羊藤、阴行草各15克，三棱、莪术、白芍、车前子、香白芷、腹水草、桃仁各10克，红花、血竭各3克。水煎服，每日1剂。

3.盈盛之亏不显期

症状：腹中结块，时有寒热，纳谷减少，舌黄，脉弦涩。

治则：清热，解毒，消肿。

方药：勾儿茶（铁包金）、山栀根、虎杖、黄毛耳草、金银花、金针菜根、穿心莲、田基黄各15克，穿破石、四方风（四方钻）、上山虎、白花蛇舌草各10克。水煎服，每日1剂。

（二）外治疗法

1.刺血疗法

选穴：①阳交、足三里、曲泽；②肾俞、腰俞。直刺穴位至出血，取血络。可治疗肝硬化腹水。

2. 脐药疗法

（1）新鲜葱白10根，芒硝10克，共捣如泥。先用酒精棉球擦净脐窝污垢，再以上药敷神阙穴，以塑料薄膜及纱布覆盖，胶布固定，每日换药1次。天冷时，宜将葱白合剂加温后再敷。适用于肝硬化、胃肠道功能紊乱，充血性心力衰竭等疾病引起的腹水。

（2）水红花子500克，水煎浓缩成膏，敷肚脐，每次10克，每日2次。

（三）民间验方

1. 乙肝表面抗原阳性或大三阳长期不治，或治疗没核实效果，使肝细胞恶化

白花蛇舌草20克，半枝莲20克，草鞋板10克，六月雪10克，茶敬（瑶语音译名，暂无对应的中药名）6克，山芝麻10克，淡竹叶10克，鸡骨草10克，红莲根12克，十大功劳12克，小田基黄10克，黄稔根20克，洋蒲桃20克，土党参20克，五指毛桃15克，山豆根10克，金钱草10克，山药20克，金樱子20克，无娘藤30克，黄芪50克，当归15克，白芍20克，白术15克，茯苓20克，柴胡6克，陈皮10克，西洋参10克，山板蓝根30克。水煎，每日1剂，分3次服用。连续服用60～90天后全面复查，如有所好转则继续服用180～270天。

2. 肝硬化腹水伴舌淡胖，苔白滑，脉沉迟无力

山栀根30克，洋蒲桃30克，小田基黄10克，鸡骨草10克，虎杖12克，金钱草10克，白花蛇舌草20克，半枝莲20克，大腹皮20克，茯苓皮20克，猪苓15克，陈皮10克，山药15克，白术15克，泽泻20克，丹皮10克，熟地15克，山茱萸15克，桂枝10克，熟附子10克，大云10克，金樱子15克，薏苡仁25克，黄芪50克，十大功劳15克，西洋参10克，牛膝12克，丹参12克。水煎，每日1剂，分4～6次服用。连续服30天观察效果，如已消肿，可去大腹皮、土茯苓，加茯苓20克、菟丝子20克，继续服药至180天。

3. 肝硬化腹水伴精神困倦，食少便溏，小便短少，舌苔白滑，脉沉迟

（1）那藤60克，南蛇勒苗40克，田基黄、半边莲、半枝莲、白花蛇舌草各30克，槟榔大腹皮各6克，泽泻、茯苓、车前草、海金沙各15克。水煎服，每日1剂。消肿后改用下方。

（2）土人参、九成风、白芍、当归各15克，黄芪30克。水煎服，每日1剂，连服10剂。

4. 肝硬化腹水伴小便短黄，面目肌肤发黄，舌红，脉弦数

猛老虎15克，金钱风根25克，车前草、土茵陈（阴行草）各12克，岗梅、透地

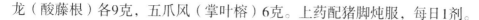

龙（酸藤根）各9克，五爪风（掌叶榕）6克。上药配猪脚炖服，每日1剂。

5. 甲肝治愈后引发单纯性肝硬化

红莲根15克，小田基黄10克，六月雪10克，金钱草10克，草鞋板10克，雪风藤20克，黄枕根30克，洋蒲桃20克，牛尾蕨20克，千斤拔20克，土党参20克，陈皮12克，土茯苓20克，五指毛桃15克，水牛奶20克，无娘藤20克，饿蚂蝗20克，野山药（生品）200克，薏苡仁20克。水煎，每日1剂，分3次服用。

【注意事项】

（1）卧床休息。叮嘱患者尽量平卧位，以增加肝、肾血流量。大量腹水者可取半卧位，以使膈肌下降，有利于呼吸运动。减轻呼吸困难和心悸，抬高下肢，减轻水肿程度。

（2）饮食护理。以高蛋白、高碳水化合物、高热量、高维生素、低脂肪易消化软食为主。忌食粗糙过硬食物；限制钠摄入，给予低盐饮食，盐的摄入量每日不超过2克，尽量不吃腌肉、酱菜等；进水量限制在每天1000毫升内。

（3）注意预防上消化道出血、肝性脑病等潜在并发症的发生，注意定期检查。

（4）保持大便通畅、防止便秘。

（5）戒烟戒酒，保持轻松愉悦的情绪，树立战胜疾病的信心。

（6）病情稳定期可做些轻松工作或适当活动，进行有益的体育锻炼，活动量以不感觉到疲劳为度。

第十七节　绵犟病（mx maaih saengh yungz）/ 男性不育

【病名】

瑶医病名：绵犟病（mx maaih saengh yungz）。

中医病名：男性不育。

现代医学病名：男性不育。

【概述】

绵犟病，瑶语病名为 mx maaih saengh yungz，相当于中医的男性不育，是指婚后或同居2年以上未采取任何避孕措施而未使女方怀孕者。其中，女方各方面正常，而主要以男性因素为主，可分为精子数目、精子活动力、精液液化程度等因素。据统计，我国已婚夫妇不能生育者占10%左右，其中40%～50%为男性的原因。可见于现代医学的男性不育等病。

【病因病机】

本病主要是与饮食、劳累过度、房事不节、先天禀赋等因素有关。其病位主要为肾。在瑶医看来，肾是五脏中最重要的，若先天禀赋不足，或劳累、房劳过度，导致肾气虚弱，气的万化功能受到损伤，将进一步伤及阳气，命门火衰则导致阳痿不举，射精无力；疾病日久则伤及肾阴，精血耗散则精少精弱；而情志郁结则伤及肝之疏泄，肝气的万化功能受伤，可致宗筋痿而不举，或肝气郁结化火，灼伤肾水，使得精液黏稠不化。另外，嗜食肥甘厚腻、辛辣之品，嗜好烟酒容易损伤脾胃，使脾失健运而痰湿内生，痰湿阻滞精道，可导致不育。

【诊断依据】

（一）诊断要点

（1）婚后或同居2年以上未采取任何避孕措施而女方未怀孕，女方各方面检查正常。

（2）患有前列腺炎及精索静脉曲张，有导致不育的可能。

（3）有酗酒、嗜烟的习惯。

（4）神疲倦怠、性欲减退、阳痿不举、早泄、腰膝酸软、耳鸣、尿频、尿急、尿不尽、四肢冰凉等。

（二）辅助检查

（1）注意第二性征的发育。

（2）前列腺液检查。

（3）精液常规分析（WHO规定标准：精液2～7毫升；液化时间小于60分钟；黏液丝长度小于2厘米；pH值7.2～7.8；精子密度不低于20×10^6个/毫升；精子总数不低于40×10^6个；成活率不低于70%；A级精子数量不低于25%，或A级、B级精子总和大于50%，正常形态精子数量不低于50%，白细胞数量小于1×10^6个）。

【治疗原则】

本病病程较长，应长期坚持治疗，且其关键在于肾，故主要治疗原则为治求专方、捉母擒子。以补充肾为主，增加化源之力，以风药治亏。对兼有湿热之邪阻滞者，应当先祛除湿热之邪，使精出有道，有针对性地运用一些打药治疗湿热之邪。

【治疗方法】

治疗总法为穿经走脉法、补气益元法、兼多应杂法。

（一）内服方药

1. 盈盛而亏更著期

症状：小便频数不爽，淋漓不尽，尿少热赤；神疲乏力，头晕耳鸣，五心烦热，腰膝酸软，咽干口燥；舌红，苔少或薄黄，脉细数。

治则：滋补肾阴。

方药：牛尾菜根20克，黄花倒水莲30克，枸杞子15克，墨旱莲20克，紫河车60克（研末冲服），淫羊藿15克，淡竹叶15克，五指毛桃50克，土党参20克，生地50克，炙甘草6克。水煎服，每日1剂。适用于肾精阴虚不育症。

2. 盈盛而亏不著期

症状：情志抑郁；善太息；胸胁、小腹胀满疼痛，走窜不定；舌苔薄白；脉弦。

治则：疏肝、理气、止痛。

方药：水菖蒲6克，淫羊藿15克，牛尾菜根20克，小毛蒌9克，茯神15克，小叶金不换、灯心根各10克，鬼针子15克，山麦冬10克。水煎，每日1剂，饭后服用。

3. 盈盛而亏不显之湿热下注期

症状：小便频数，排尿不畅，尿黄而热，尿道灼热；小腹拘急胀痛；口苦而黏，舌红，苔黄腻，脉弦数或滑数。

治则：清热利湿。

方药：淫羊藿15克，红牛膝20克，黄柏叶10克，车前子10克，白茅根20克，薏苡仁30克，倒水莲20克，玉米须20克，甘草4克。水煎服，每日1剂。

4. 盈盛而亏不显之痰湿阻滞期

症状：脘腹痞闷，纳呆，恶心呕吐，大便溏，肢体困重，舌淡苔腻，脉濡。

治则：祛湿化痰。

方药：蜈蚣2条，白芥子15克，淫羊藿15克，制法半夏30克，制胆星10克，山草薜根20克，五指毛桃30克，仙茅15克。水煎服，每日1剂。

（二）民间验方

1. 内服方药

当本病兼有以下病症时，可配伍以下方剂使用。

（1）阳痿。

①鲜山棕（仙茅）3～6棵（去叶），猪排骨150克，食盐少许。炖服，药块根也可吃。连续服用3～5天，恢复后要静养30～45天。

②肉苁蓉、锁阳、淫羊藿、仙茅各15克，金樱子、狗脊、老虎须（民间名"毛针"）各20克，巴戟天、阳起石各12克，川杜仲、当归各10克。上药用米酒

1000～1500毫升浸泡10～15天，每次服用10～20毫升，每日3次。

③淫羊藿、千斤拔各30克，仙茅、菟丝子、九层风（鸡血藤）各18克，土当归、白眉各15克，五爪风（掌叶榕）24克，龟板10克。上药配鸡肉炖熟服，每日1剂；或用米酒1000毫升浸泡10天，每次服用10～15毫升，每日2～3次。

（2）阳痿早泄。

白背桐30克，饿蚂蝗20克，土茯苓15克，千斤拔20克，牛膝12克，土党参30克，仙茅15克，五指毛桃15克，铁钻30克，金樱根25克，猪尾骨（脊骨尾端）200克。上药加少许盐，炖服，每日1剂，分3次服用。每服一次加冲鸡蛋1个（用开水直接冲服），连用3～5天。加狗鞭或羊鞭1～3条炖服效果更好。

（3）遗精。

①山栀根30克，十大功劳20克，淡竹叶20克，饿蚂蝗20克，牛膝12克，金樱根30克，白薯莨20克，白背桐20克，千斤拔20克，牛大力30克，枸杞根20克，五指毛桃20克，血风藤25克，穿破石20克，土党参20克。水煎，每日1剂，分3次服用，连续服用9～12天。

②金樱子50克，毛杜仲、灯心草、车前子、土党参各25克，大叶千斤拔50克，猪脊骨约10厘米。炖服，每日1剂。

③石菖蒲12克，五月艾30克，酸藤子30克，金樱子30克，九龙钻30克，千里光30克。上药加适量猪骨头炖服，每日1剂。

（4）性功能减退。

山药鲜品250克（刮皮洗净切块），土党参50克，土巴戟50克，仙茅20克，首乌30克，桑椹子30克，穿破石30克，千斤拔30克，牛大力30克，五指毛桃20克，铁钻50克。上药加水3000毫升文火熬至500毫升左右，再加蜂蜜（以春蜜为好）500毫升（约800克）、马蜂子250克再煮开10分钟，趁热装瓶。以后每日服用1～3次，每次1～2汤匙，以开水冲服。每天加冲服鸡蛋2个效果更好，马蜂子也可食用。

（5）前列腺肥大。

山板蓝根30克，牛尾蕨30克，饿蚂蝗20克，白背桐30克，十大功劳15克，西洋参10克，白薯良20克，血风藤30克，薏苡仁25克，牛膝12克，车前子15克（包），金沙藤（细叶海金沙）30克，山棕12克，金樱根25克，五指毛桃15克。水煎，每日1剂，分3次服用，连续服用12～18天。如果效果不佳，还可间断服用足45天可见效。

（6）前列腺炎、尿白浊。

①十大功劳20克，毛冬青20克，金樱根25克，苦楝子12克，白背桐30克，土茯苓20克，车前草12克，海金砂20克，血风藤25克，三白草15克，金钱草10克，土党

参25克，五指毛桃20克，牛膝15克，益母草15克。水煎，每日1剂，分3次服用，连续服用6～9天，最多服用18天。

②土党参30克（或西洋参10克），黄芪50克，当归10克，桂枝10克，熟附子10克，巴戟15克，金樱子20克，菟丝子20克，山药15克，十大功劳20克，白背桐30克，白菊花10克，枸杞子10克，吴茱萸12克，茯苓15克，丹皮10克，牛膝12克，薏苡仁20克，仙茅15克，车前子10克，毛冬青20克。水煎，每日1剂，分3次服用，连续服用6～9天；以后间断服用至18～30天。

（7）男性生殖器肿痛。

①半边莲、妹仔针、六月霜、杜仲果、大钻、大散骨风各适量。煎水外洗，每日1剂。

②伏龙肝适量，研末调茶油涂患处，每日3～4次。

③荔枝核30克（烧炭），水煎服，每日1剂。

④狗脚迹根30克，加水、酒各半煎服，每日1剂。

⑤鬼针草20克，水煎服，每日2剂。

2. 瑶医食疗法

（1）平时可配合富含蛋白质的肉类制作药膳，以血肉之品补身，有利于不育症的治疗。

（2）以蛤蚧来泡药酒或制成药膳，有利于不育症的治疗。

（3）可经常服用枸杞子，对肾虚型不育症的治疗有一定的帮助作用。

（4）仙茅草、香禾木、芦苇果各30克（方药一、方药二），生公鸡血适量（方药一），黑豆、首乌各30克（方药一、方药二），猪脚适量（方药二）。将方药一中的药水煎调入鸡血，分早晚2次服用。方药二中的药炖熟分1～2次服用，每日各1剂。

（5）首乌、黑豆各30克（方药一、方药二），猪脚适量（方药一），五指风子粉10克（方药一、方药二），猪腰1个、红蓖麻鲜叶10张（方药二）。方药一中的药加水炖熟，分1～2次服。方药二中把猪腰割开一个口，填入花粉，用红蓖麻叶包10层，置火中煨熟，睡前一次吃完，每日1剂，7天为一个疗程。

（6）一身保暖（结香）20克，淫羊藿20克，五指毛桃50克，入地麝香15克，大补藤15克，小茴香4克，学啼公鸡1只。鸡剖开内脏去外毛，将上药塞入鸡腹内，加100毫升黄酒、适量食盐，用阴阳盘蒸烂。食肉饮汤，每日1剂。

【注意事项】

（1）注意个人卫生，防止男性生殖系统感染。

（2）消除理化因素影响，避免接触电离辐射及非电离辐射。

（3）消除睾丸部位的温热状态，维持正常的微环境。

（4）饮食宜高蛋白，应多食鱼、牛肉、大豆、鸡蛋等蛋白丰富的食品；忌食酸辣等刺激性较大的食品，戒烟戒酒。

（5）保持心情舒畅，避免性心理波动导致的性功能不全。

（6）避免长时间骑自行车、泡热水澡、穿牛仔裤等，平时可适当参加体育锻炼，但不可太过劳累；节制性生活，不可房劳过度，把握好在女性的排卵期进行同房。

（7）患有精索静脉曲张者，应当先治疗，杜绝近亲婚配，避免遗传病。

（8）本病的疗程较长，要坚持治疗，不可因为短时间内没有致孕而放弃。

第二章　外科疾病

第一节　湿毒疮（ndorn zenv）/ 湿疮

【病名】

瑶医病名：湿毒疮（ndorn zenv）。

中医病名：湿疮。

现代医学病名：湿疹。

【概述】

湿毒疮，瑶语病名为 ndorn zenv，相当于中医的湿疮，是指由多种内外因素所引起的一种具有明显渗出倾向的皮肤炎症性疾病，是皮肤科的常见病、多发病。其特点为多形性皮损，弥漫性分布，对称性发作，皮肤剧烈瘙痒，反复发作和慢性演变。一般依据其发病部位、皮损特点而有不同名称，如生长于头部可称为鸡屎堆，生长于手足部可称为烂手疮、烂脚疮等。可见于现代医学的湿疹。

【病因病机】

本病的发生可分外因和内因。外因主要由于外感以湿邪为首的六淫，或气候变化（严寒酷暑、狂风暴雨），或生活环境变化（接触花粉、动物羽毛、化妆品）等，导致三元失谐，邪气侵犯机体，久郁不通而发病。内因主要是由于内伤七情、过分劳累、精神紧张、情绪波动，病灶感染，内分泌失调、代谢障碍，嗜食海鲜、河鲜、羊肉、狗肉、奶糖等食物，内服、外用药物失当，导致邪气内生，盈亏失和而致病。

【诊断依据】

1. 急性湿毒疮

起病快，常对称发生，可发生于身体的任何一部位，也可泛发于全身，但以面部的前额、眼皮、颊部、耳部、口唇周围以及肘窝、腘窝、手部、小腿、外阴、肛门周围等外见皮肤。初起皮肤潮红、肿胀、瘙痒，继而红斑上出现丘疹、水疱，皮损群集或密集成片，形态大小不一，边界不欠清。常因搔抓、水疱破裂，形成糜烂、流汁、结痂，自觉瘙痒，重者瘙痒剧烈，夜间增剧，影响睡眠。皮损广泛者，可有发热、大便秘结、小便短赤、舌苔黄腻、脉滑数等症状。

2. 亚急性湿毒疮

多由急性湿疹迁延而来，亚急性期的红肿、水疱减轻，渗出液减少，但仍有红斑，丘疹脱屑；自觉瘙痒或轻或重；一般无全身不适或胸闷纳呆，大便溏，舌苔腻，脉滑等症状。

3. 慢性湿毒疮

多由急性、亚急性湿疹反复发作而成，也可起病即为慢性湿疹。其表现为患部皮肤增厚，表面粗糙，皮纹显著或有苔藓性变，触之较硬，呈暗红色或紫褐色；常伴有少量抓痕、血痂、鳞屑及色素沉着，间有糜烂、流汁。自觉瘙痒剧烈、夜间尤甚，情绪紧张，食辛辣、鱼腥、动风之品时为甚。若发生在掌跖、关节部则易发生皲裂，引起疼痛。

【治疗方法】

1. 盈盛而亏不显期

症状：发病迅速，以红色丘疹为主，常泛发全身，剧痒，抓破出血而渗汁，舌红、苔薄白或薄黄，脉弦带数。

治则：清热，凉血，利湿。

方药：

（1）皮肤4号饮液方（灯盏菜、青蛙腿、饿玛蝗、水杨梅、凤尾草等），水煎，每日1剂，分3次服用。发于身体上部或弥漫全身者加苍耳子10克、桑叶10克、菊花10克；发于身体中部或肝经分布处者加龙胆草10克、山茶20克、大青叶10克；发于身体下部者，加车前子20克（包）、牛膝10克、黄柏20克；发热者加黄芩15克、山茶15克；瘙痒甚者加白蒺藜10克、寮刁竹15克；胸闷不舒者加厚朴10克、枳壳10克；大便干结者加生大黄10克（后下），或瓜蒌15克，或罗汉果1个。

（2）瑶宝皮肤2号擦剂，外用，每日1次擦患处。

如皮疹发生于成人头、面部及婴幼儿，将外用2号皮肤擦剂换为瑶宝3号皮肤擦剂。

2. 盈盛而亏不著期

症状：发病迅速，皮肤损红作痒；患处汁水淋漓，味腥而黏或结黄痂，或表皮糜烂；大便干结，小便黄或赤；舌红，苔黄或黄腻；脉滑带数。

治则：清热、利湿、止痒。

方药：

（1）皮肤5号饮液方（飞扬草、鬼点火、算盘根、救必应、金锁匙、鱼腥草等）。每日1剂，水煎，分3次服用。

（2）瑶宝皮肤2号擦剂或瑶宝皮肤3号擦剂，擦患处，每日1次。

3.盈盛而亏更著期

症状：皮肤肥厚粗糙，色素沉着，或者抓痕、血痂，反复发作，经年不愈，舌淡，苔薄，脉沉细或沉缓。

治则：养血、润燥、祛风。

方药：

（1）皮肤3号饮液方〔救必应、吊水莲、鱼腥草、鸡穿裤（仙鹤草）、扫把藤、鸟不站（鹰不扑）、金耳环等〕，每日1剂，水煎，早、中、晚分3次服用。瘙痒剧烈、难以入眠者，加珍珠母30克（先煎）、千里光30克、欢皮30克；腰酸肢软者，加狗脊10克、续断10克；口渴咽干者，加麦冬15克、玄参20克；潮红灼热者，加地骨皮30克、紫草10克；皮损肥厚者，加白蒺藜15克、皂角刺15克、牡蛎20克。

（2）瑶宝皮肤2号擦剂或皮肤3号擦剂，外用，每日1次擦患处。

（3）祛斑消癣软膏，每日1次涂患处。

【注意事项】

（1）过敏性体质患者要避免各种外界刺激，如热水烫洗、搔抓、日晒等，忌用热水、肥皂等刺激性较强的洗涤剂洗患处，忌食海腥发物及辛辣食物（如羊肉、牛肉等食品），戒烟戒酒。

（2）衣着宜宽松，减少摩擦刺激，勿穿着化纤及毛织品直接接触皮肤。

（3）保持良好卫生习惯，勤换衣服，使皮肤保持清洁，并保持情绪安定，切勿焦虑、忧郁。

（4）平时保持大便通畅，睡眠充足。

第二节　银钱疯（nyianh zinh buerng）/ 牛皮癣

【病名】

瑶医病名：银钱疯（nyianh zinh buerng）。

中医病名：牛皮癣。

现代医学病名：银屑病。

【概述】

银钱疯，瑶语病名为 nyianh zinh buerng，相当于中医的牛皮癣，是一种常见的慢性炎症性皮肤病，以浸润性红斑上覆以外层银白色糠秕状鳞屑，刮去鳞屑有薄膜现象和点状出血为临床特征。本病男女老幼皆可发病，病程慢性，病情大多冬重夏轻，易反复发作。男性患者略多于女性患者，此病具有一定的遗传倾向。可见于现代医学的银屑病。

现代医学认为本病发病原因极为复杂，可能与下列因素有关：病毒感染、细菌感染、遗传疾病、变态反应、免疫功能失调、内分泌紊乱、代谢失调、精神紧张、过分劳累、外伤及饮食不当等。

【病因病机】

（1）初起多由风寒、风热之邪侵袭，营卫失和，气血不畅，阻于肌表，日久化热而生。

（2）因湿热蕴积，外不能宣泄，内不能利导，瘀阻于肌肤而致。

（3）风寒、风热、湿热之邪日久化燥，气血耗伤，则生风生燥，肌肤失养，瘀阻肌表而成。

（4）因先天禀赋不足，肝肾两亏，冲任失调而发病。

【诊断依据】

根据本病的临床特征，可分为寻常型、脓疱型、关节型、红皮病型4种类型。

1. 寻常型

（1）皮损初期为红色丘疹、斑片，上覆多层白色鳞屑，易刮除。鳞屑刮除后露出一层淡红色、发亮的薄膜，称"薄膜现象"。再刮除薄膜。出现筛状的小出血点，称"点状出血现象"。反复发作或日久不退斑片可扩大浸润呈盘状、地图状，鳞屑增厚呈蛎壳状。头部皮损处毛发呈束状，但毛发正常，无折断，无脱落。手指甲的甲板上有点状凹陷，称"顶针样凹陷"，或甲板增厚，失去光泽。口腔黏膜损害为灰白色斑片，四周红晕，基底浸润。龟头部损害为光滑、干燥性红斑，边界清楚，刮之有白色鳞屑。

（2）皮损可发生于身体各处，对称分布。初发时多在头皮、肘膝关节、小腿伸侧等处发生。

（3）本病病程缓慢，易反复发作。大部分患者病情冬重夏轻，少数夏季加重。病程一般可分为进行期、静止期、消退期3个时期。

①进行期：新皮疹不断出现，原皮疹不断扩大，颜色鲜红，鳞屑多，瘙痒较著，针刺处或外伤处可出现皮疹，即同形反应呈阳性。

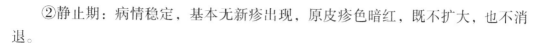

②静止期：病情稳定，基本无新疹出现，原皮疹色暗红，既不扩大，也不消退。

③消退期：皮损颜色变淡，斑片变平、缩小、鳞屑减少，或皮损从中心开始消退，最终遗留色素减退斑或色素沉着斑。

2.脓疱型

在临床上较少见，一般可分为泛发性脓疱型和掌跖脓疱型两种类型。

（1）泛发性脓疱型：常在治疗不当或激素撤减过快等因素的促发下发病，皮损多在寻常型银屑病的基本损害上或周围出现粟粒大黄色浅表性脓疱，严重者可急性发病，全身出现密集脓疱，脓疱可融合成脓糊，可伴有发热、关节肿痛、全身不适等症状。

（2）掌跖脓疱型：掌跖出现红斑基础上的密集的粟粒大小脓疱，不易破溃，经10天左右疱干结痂、脱皮，脓疱常反复发生，皮损渐向周围扩展。

3.关节型

有寻常型银屑病的基本损害，并伴发关节酸痛、肿胀等症状，活动受限，甚至变形。多侵犯指（趾）末端关节，严重时累及关节。

4.红皮病型

（1）常因银屑病进行期皮损受到外用药刺激或不适当治疗而引起。

（2）全身皮肤弥漫性潮红、肿胀、浸润，大量脱屑，掌跖角化，甲板增厚甚至脱落。

（3）伴有发热、畏寒、浅表淋巴结肿大等症状。

【治疗方法】

1.盈盛而亏不显期

症状：初发或复发病不久，皮疹发展迅速，呈点滴状、钱币状或混合状，常见丘疹、斑丘疹及大小不等的斑片，鲜红色或深红色，散布于体表各处或几处，以躯干、四肢多见；亦可先从头面开始，逐渐发展到周身；新皮疹不断出现，表面覆有银白色鳞屑，干燥易脱落，剥刮处有点状出血，偶见同形反应；可见皮疹颜色鲜红、层层银屑，瘙痒剧烈，抓之血出，伴有心烦口渴、咽喉疼痛、大便秘结、小便短黄，舌质红赤、苔薄黄，脉弦滑或滑数。

治则：凉血清热，解毒消斑。

方药：

（1）癣消净胶囊，每日3次，每次5粒，口服。

（2）皮肤2号饮液方（救必应、金锁匙、红柏、地桃花、山栀子、鬼点火等），每日1剂，水煎，早、中、晚分3次服用。咽痛者加板蓝根30克；便秘者加大黄10克（后下）；高烧者加生石膏30克、知母10克。

（3）瑶宝皮肤1号擦剂，面部则用瑶宝皮肤3号擦剂，每日1次擦患处。

（4）祛斑消癣软膏，每晚1次涂患处。

2. 盈盛而亏不著期

症状：病程较长，皮损颜色暗红，浸润肥厚，经久不退，呈斑块状或地图状，少数为蛎壳状，色呈紫暗或黯红，覆有较厚干燥的银白色鳞屑，不易脱落，新皮疹较少出现；伴有不同程度瘙痒或不痒，口干不欲饮；舌质暗紫或黯红、有瘀斑或斑点，苔薄黄，脉弦涩或沉涩。

治则：活血化瘀，通络散经。

方药：

（1）皮肤1号饮液方〔水杨梅、鸟不站（鹰不扑）、穿破石、三叉苦、红背娘等〕，每日1剂，水煎，早、中、晚分3次服用。急躁易怒、心烦失眠多梦者，加生龙骨30克、生牡蛎30克、珍珠母30克、磁石30克；月经色暗夹血块、经前皮损加重者，加益母草10克、桃仁10克、红花10克；皮损紫黯、浸润肥厚、久治不愈者，加全虫5克、蜈蚣2条。

（2）瑶宝皮肤1号擦剂，每日1次擦患处。

（3）祛斑消癣软膏，每日1次涂患处。

3. 盈盛而亏更著期

症状：发病迅速，周身及颜面遍布弥漫潮红，或为深红色，紫红斑，触之灼热，压之褪色，略有肿胀，鳞屑层叠，反复脱发，或有密集小脓疱；伴有壮热、恶寒、心烦口渴、精神萎靡、肢体乏力、尿赤、便秘等症状；舌质红赤或红绛少津、苔薄或净；脉弦数或滑数。

治则：清热泄毒，凉血解毒。

方药：

（1）皮肤6号饮液方〔出山虎、了哥王、救必应、金锁匙、鱼腥草、鸡穿裤（仙鹤草）、扫把藤、鸟不站（鹰不扑）、鬼点火、刺莲等〕，每日1剂，水煎，早、中、晚分3次服用。上方加羚羊丝10克、山栀子10克、生石膏30克、白茅根30克、白花蛇舌草20克；舌苔光剥者加石解15克；干结者加大黄10克（后下）。

（2）瑶宝皮肤3号药水擦剂或皮肤2号药水擦剂，每日1次擦患处。

（3）祛斑消癣软膏，每日1次涂患处。

（4）瑶宝金胆液（脓疱多时用），每日1次擦患处。

注：外擦药可用瑶宝皮肤1号擦剂或瑶宝皮肤2号擦剂配合祛斑消癣软膏治疗。

如是婴幼儿患者或皮损在颜面部者则用瑶宝皮肤3号擦剂配合祛斑消癣软膏治疗。

4. 蟒针疗法

根据病情需要，辨证取穴，或泄毒，或通络，或补肾。

操作方法：双手消毒后取出蟒针，以双手拇指与食指紧握距针尖3寸处，精神集中，全神贯注，吸住气，运足指力，针尖与皮肤成45°角进针，然后使针体与皮肤改成10°～15°角，沿蟒针穴道缓缓循行至终止穴位。每次选2～5条穴道，留针20分钟。退针时，用无菌棉球置于针孔处，轻按针体，右手提握针柄，慢慢将针体从穴道中拔出，用棉球按压片刻，以防出血。隔日1次，10次为一个疗程。

常用穴位：肺俞透督俞穴、气海透曲骨穴、足三里透解溪穴、脾俞透膀胱俞穴、阿是穴。

5. 庞桶药浴疗法

操作方法：用不锈钢锅将药液煮沸30分钟后，滤取药液置浴盆内，用凉席围住木桶，人坐在木桶内的凳子上先熏后泡，药液量一般为60～120升，以药液能淹没浴者的肩头（坐姿）为宜；洗浴温度以38～42℃为宜，根据浴者耐受程度及季节变化升高或降低温度，以能让皮肤发红、全身发热、汗出为宜，温度不够时需添加热药液。泡浴以15～30分钟为宜。7次为一个疗程。

基本方药：七叶枫、红葛麻藤、半荷枫、刺莲、南蛇藤、救必应、羊蹄根、钻地风等。

【注意事项】

（1）患者应勤洗澡，洗澡时用中性肥皂，冬季至少每周2次，衣服、被单污染后及时更换，保持皮肤清洁，床铺清洁平整、无渣屑。

（2）清除感染病灶。

（3）皮损护理：①根据皮损情况选用外用药；②皮损广泛的应分区涂药，防止涂抹面积过大吸收中毒。

（4）医护人员应与患者多交谈，主动介绍疾病的有关预防、保健知识，解释精神因素对治疗效果的直接影响，鼓励患者树立信心积极配合治疗。

（5）保持心情舒畅，注意劳逸结合，养成良好的饮食起居习惯。

（6）剪短指甲，避免挠抓及用热水烫洗。

（7）慎用抗疟药、含有β-受体阻滞剂、碘化物等加剧原有病情的药物。

（8）避免滥用类固醇皮质激素及免疫抑制剂。

第三节 风疮（gorm xienv）/ 热癣

【病名】

瑶医病名：风疮（gorm xienv）。

中医病名：热癣。

现代医学病名：玫瑰糠疹。

【概述】

风疮，瑶语病名为 gorm xienv，相当于中医的热癣，是以玫瑰红色的斑疹、上覆糠秕状鳞屑为主要特点的急性皮肤病。本病好发于春秋季节，自觉不同程度有瘙痒，病程有一定的自限性，痊愈后不易复发。可见于现代医学的玫瑰糠疹。

【病因病机】

（1）风热外袭：起居不慎，或劳汗当风，腠理开泄，风热之邪乘机内袭，蕴结肌肤，闭塞腠理，郁久化热，热灼津液，肌肤失养而发病。

（2）血热内蕴：情志不遂，五志化火，或过食辛辣肥甘之品，醇酒厚味，酿生湿热，热蕴血分，复感风邪，搏于肌肤，生风化燥而发病。

【诊断依据】

（1）皮损好发于躯干和四肢近端，严重者也可泛发全身，但一般不侵及头部、面部、掌跖部，儿童可侵及面部、头皮和口腔黏膜。

（2）皮疹为圆形或椭圆形、呈淡红色或玫瑰红色的斑片，边界清楚，中心略呈黄褐色，上覆糠秕状鳞屑，最早出现的红斑称为"母斑"，以后在躯干及四肢近端成批出现较小的红斑称为"子斑"。红斑的长轴与皮纹方向一致，分散或密集分布，极少融合。

（3）自觉有不同程度的瘙痒，多数患者为轻度或中度瘙痒，少数患者瘙痒剧烈或完全不痒。

（4）病程一般为4~8周，也有迁延6个月以上不愈者，愈后一般不再复发。

【治疗方法】

1. 盈盛而亏不显之风热期

症状：发病初期，皮损多发于颈侧或躯干上部，斑色呈淡红，瘙痒，鳞屑细薄，伴微热、恶风、口干、咽痛、舌红苔薄白、脉细数等症状。

治则：疏风清热，解毒消斑。

方药：

（1）皮肤5号饮液方（飞扬草、鬼点火、古药、算盘根、救必应、金锁匙、臭耳根等），每日1剂，水煎，早、中、晚分3次服用。瘙痒剧烈者，加白蒺藜15克；扁桃体肿大而痛者，加板蓝根30克、黄芩10克；大便干燥者，加生大黄5克。

（2）瑶宝皮肤1号擦剂，每日1次擦患处。

2. 盈盛而亏不显期之血热期

症状：发病较急，母斑出现后，子斑陆续出现，泛发全身，斑片色鳞红、鳞屑细薄、瘙痒明显，或有发热、咽痛、心烦、尿赤、便干、舌质红、苔薄黄、脉滑数。

治则：清热凉血，祛风止痒。

方药：

（1）皮肤4号饮液方（灯盏菜、青蛙腿、饿玛蝗、水杨梅、凤尾草等），每日1剂，水煎，早、中、晚分3次服用。心烦急躁、尿黄者，加山栀子10克、竹叶10克；咽痛者，加板蓝根15克；斑色呈暗红而夹瘀者，加丹参15克、桃仁10克；舌红苔黄腻而夹湿者，加茵陈15克、薏苡仁30克。

（2）瑶宝皮肤1号擦剂，每日1次擦患处。

3. 庞桶药浴疗法

操作方法：使用不锈钢锅将药液煮沸后30分钟后，滤取药液置浴盆内，用凉席围住木桶，人坐在木桶内的凳子上先熏后泡。药液量一般为60～120升，以药液能淹没浴者的肩头（坐姿）为宜；洗浴温度以38～42℃为宜，根据浴者耐受程度及季节变化升高或降低温度，以能让皮肤发红、全身发热汗出为宜，温度不够时需添加热药液。泡浴以15～30分钟为宜，每日1次，7次为一个疗程。

基本方药：七叶枫、红葛麻藤、半荷枫、刺莲、南蛇藤、救必应、白鲜皮、合欢皮等。

注：熬好药，过滤后在药水里加5毫升茶油。

【注意事项】

（1）注意劳逸结合，保持室内通风，适宜温度。

（2）保持皮肤清洁，宜穿宽松浅色棉质衣服以减少皮肤的刺激。

（3）清淡饮食，勿食辛辣等刺激性食物。

（4）及时与患者沟通，疏导不良情绪。

（5）忌搔抓皮肤，避免使用外用刺激性药物。

（6）夏季避免日光暴晒，洗浴时水温不宜过高。

第四节　风热疹（buerngh gorm zenv）/ 瘾疹

【病名】

瑶医病名：风热疹（buerngh gorm zenv）。

中医病名：瘾疹。

现代中医病名：荨麻疹。

【概述】

风热疹，瑶语病名为 buerngh gorm zenv，相当于中医的瘾疹，是一种以风团时隐时现为主的瘙痒性过敏性皮肤病，临床上以皮肤黏膜的局限性、暂时性、瘙痒性潮红斑或风团为特征，其发无定处，时起时消，瘙痒不堪，消退后不留痕迹。可见于现代医学的荨麻疹。

现代医学认为引起本病的病因复杂，主要与药物、食物、吸入物、病灶感染、肠寄生虫病、物理刺激、昆虫叮咬及某些系统性疾病和先天遗传素质等因素有关。

（1）食物是急性荨麻疹的常见病因，食用鱼、虾、蟹、蛋、牛奶、贝类、草莓、柠檬等食物均可诱发本病。胃肠功能失调，是重要的致病因素。

（2）诱发变应性荨麻疹的药物有青霉素、呋喃唑酮、磺胺、四环素、血清等；导致非变应性组织胺的释放引起荨麻疹的有吗啡、阿托品、阿司匹林及有关化合物。

（3）感染如扁桃体炎、鼻窦炎、乳腺炎、肠炎、败血症、肝炎、上呼吸道病毒感染、寄生虫的异种蛋白都可诱发本病。

（4）物理因素如寒冷、温热、日光、摩擦等可诱发本病。

（5）精神因素如强烈精神刺激、心理变化及暗示等可诱发本病。

（6）吸入花粉、动物皮屑、羽毛等，昆虫叮咬，接触毒蛾、毛虫、芳麻等均可诱发本病。

（7）疾病如结缔组织病、癌肿等可诱发本病。

【病因病机】

（1）禀赋不耐：先天禀赋不耐，食入不耐之物，或感受不耐之气，致营卫失和而发。

（2）风寒风热：外袭机体卫表不固，风寒、风热之邪侵入肌肤腠理之间，与气血相搏所致。

（3）肠胃湿热：饮食不节，过食腥晕厚味，或肠道寄生虫，使肠胃积热动风，搏于皮毛腠理之间而发。

（4）气血亏损：气虚则卫外不固，易受风邪侵犯，血虚则肌肤失养，化燥生风，风邪阻滞肌肤腠理而发。

总之，本病多由禀赋不耐，又食入鱼虾等腥荤动风之物，或因饮食失节致胃肠湿热，或素体气虚致复感风寒、风热之邪，郁于皮毛肌腠之间，而致营卫失和所致。

【诊断依据】

（1）突然发作，皮损为大小不等、形状不一的红色或瓷白色风团，边界清楚。

（2）皮疹时起时落，剧烈瘙痒，发无定处，褪后不留痕迹。

（3）部分病例可有腹痛腹泻或有发热、关节痛等症状，严重者可有呼吸困难甚至引起窒息。

（4）皮肤划痕试验呈阳性。

（5）皮疹经过3个月以上不愈或反复间断发作者可诊为慢性荨麻疹。

【治疗方法】

1. 盈盛而亏不显之风热症

症状：盈盛而亏，不显之风热期，风团色红，相互融合成片，状如地图，扪之有灼热感，瘙痒剧烈，遇热则剧，得寒则缓；伴有发热、恶寒；咽喉肿痛，口渴心烦；舌红，苔薄黄，脉浮数。

治则：疏风、散热、止痒。

方药：

（1）风团饮液方〔红背娘、算盘根、古药、一扫光、鬼针草、飞扬草、鸡穿裤（仙鹤草）、过塘藕、凤尾草等〕，每日1剂，水煎，早、中、晚分3次服用。瘙痒剧烈者，加白蒺藜15克、钩藤15克；烦躁者，加地骨皮15克、生牡蛎20克、珍珠母20克；咽痛者，加板蓝根20克。

（2）瑶宝皮肤3号擦剂，每日1次擦患处。

（3）通络消肿酒，每日1次擦患处。

2. 蟒针疗法

根据病情需要，辨证取穴，或泄毒，或通络，或补肾。

操作方法：双手消毒后取出蟒针，以双手拇指与食指紧握距针尖3寸处，全神贯注，吸住气，运足指力，针尖与皮肤成45°角进针，然后使针体与皮肤改成10°～15°角，沿蟒针穴道缓缓循行至终止穴位。每次选2～5条穴道，留针20分钟，退针时用无菌棉球置于针孔处，轻按针体，右手提握针柄，慢慢将针体从穴道中拔出，用棉球按压片刻，以防出血。隔日1次，10次为一个疗程。

常用穴位：肺俞透督俞，气海透曲骨，血海透冲门，足三里透解溪，脾俞透膀胱俞、阿是穴。

3. 庞桶药浴疗法

操作方法：使用不锈钢锅将药液煮沸后30分钟后，滤取药液置浴盆内，用凉席围住木桶，人坐在木桶内的凳子上先熏后泡。药液量一般为60～120升，以药液能淹没浴者的肩头（坐姿）为宜；洗浴温度为38～42 ℃，根据浴者耐受程度及季节变化升高或降低温度，以能让皮肤发红，全身发热汗出为宜，温度不够时需添加热液。泡浴15～30分钟为宜，每日1次，7次为一个疗程。

基本方药：七叶枫、红葛麻藤、半荷枫、刺莲、南蛇藤、救必应、防风、艾叶等。

3. 拔罐疗法

取神阙、曲池、肺俞等穴位，在相应部位进行拔罐操作。

【注意事项】

（1）首先找到致敏源，避免接触致敏原。

（2）饮食清淡，避免食用刺激性食物，保持大便通畅。

（3）应卧床消息，注意保暖，室内保持安静。

（4）避免挠抓，以免增加皮损，瘙痒加剧。因为对局部抓痒时，会让相关部位温度升高，使血液释放更多的组织胺导致相关疾病更痒。

第五节　发恶（ziepv xinx linh ba gitv gunv nonge）/ 痈

【病名】

瑶医病名：发恶（ziepv xinx linh ba gitv gunv nonge）。

中医病名：痈。

现代医学病名：皮肤浅表脓肿、急性化脓性淋巴结炎。

【概述】

发恶，瑶语病名为 ziepv xinx linh ba gitv gunv nonge，相当于中医的痈，是一种发生在皮肉之间的急性化脓性疾病，局部可以见红、肿、热、痛，表皮变薄且发亮，范围在2～3厘米，发病快，易溃易敛，大多是由于火毒内蕴，气血瘀滞，热盛肉腐导致。可见于现代医学的皮肤浅表脓肿、急性化脓性淋巴结炎等疾病。

【病因病机】

瑶医认为，发恶多由外感邪毒，或皮肤受外来伤害感染邪毒，或过食膏粱厚味，聚湿生浊，邪毒湿浊留阻肌肤，郁而不散所致。邪气可使气血凝滞、经络壅遏、化火成毒而成疮疡。本病为热毒壅滞，瘀于肌肤所致。

【诊断依据】

（一）诊断要点

（1）皮肤先出现红、肿、热、痛四症，数日后出现溃脓。

（2）血常规检查提示白细胞总数及中性粒细胞比例均增高。

初期：发恶可发生于体表的任何部位，在患处皮肉之间突然肿胀，光软无头，迅速结块，局部红肿、灼热、疼痛，边界清楚，日后逐渐扩大，变成高肿坚硬的肿块。轻者无全身症状，重者伴有恶寒、发热、头痛、口渴等症状。

成脓期：成脓在7天左右，出现肿势高凸，疼痛加剧，痛如鸡啄。若按之中软有波动感，为内脓已经成熟。多伴有发热持续不退、口渴、便秘、溲赤症状。

溃脓后期：溃后出脓，脓液多为稠厚、黄白色，或夹杂赤紫色血块。

（二）特色诊法

面色发青可能会发生疮疡；鼻梁光亮发红为疡、疮、疔、疖之症。本病的诊断要点主要是观察痈肿局部的颜色、质地等。

（三）辅助检查

血常规检查提示白细胞总数及中性粒细胞比例均增高。

【治疗原则】

消瘀散结，拔毒泄热。

【治疗方法】

（一）内服方药

症状：患处皮肉之间突然肿胀不适，光软无头，结块，皮肤红肿疼痛，肿势渐增。

治则：消瘀散结，拔毒泄热。

方药：旁涯别（圆盖阴石蕨）鲜品30～60克，配适量冰糖炖服。

（二）外治疗法

1. 外洗疗法

铜锣紧（梨叶悬钩子）叶、烈从楼（九里明）、元培亮（广西黄柏）各适量。水煎外洗。

2. 外敷疗法

疗毒散：四季风（宽叶金粟兰）根10克、切翠林（七叶一枝花）15克。上药共研细粉，加米双酒调配后敷患处，每日1次。

3. 火针疗法

疮疡在初起时，取硫黄火针或麝黄火针针刺痛肿处。针刺时，手法应较缓、较深，针刺后以皮肤微见血为好。每日1次。

【注意事项】

治疗期间忌食辛辣及油腻食物，忌食鱼、虾、鳖等海鲜食品及刺激性食物。

第六节　筋出槽（mbungh gapv mun）/ 腰痛、腰腿痛

【病名】

瑶医病名：筋出槽（mbungh gapv mun）。

中医病名：腰痛、腰腿痛。

现代医学病名：腰椎间盘突出症。

【概述】

筋出槽，瑶语病名为mbungh gapv mun，相当于中医的腰痛、腰腿痛，是临床上较为常见的一种腰腿疾病。本病主要是由于腰椎间盘各部分（髓核、纤维环及软骨），尤其是髓核，有不同程度的退行性改变后，在外界因素的作用下，椎间盘的纤维环破裂，髓核组织从破裂之处突出（或脱出）于后方或椎管内，导致相邻的组织，如脊神经根、脊髓等遭受刺激或压迫，从而产生腰部疼痛，一侧下肢或双下肢麻木、疼痛等一系列临床症状。可见于现代医学的腰椎间盘突出症等病。

【病因病机】

本病是因外感风、寒、湿、瘴气、疫毒、蛊毒等，诸病入脉，导致三元失谐，或内伤饮食、劳倦、体虚，或挫闪外伤等导致腰部气血运行不畅，或失于濡养致气血不能万化，进而导致百体筋脉阻塞，九窍不通，盈亏失衡而发。

【诊断依据】

（一）诊断要点

（1）有腰部外伤、慢性劳损或受寒湿史者，大部分患者在发病前有慢性腰痛史。

（2）好发于青壮年，其中约有80%患者发生在20～40岁。

（3）以重体力劳动者、经常从事弯腰劳动者及驾驶员居多。

（4）腰痛向臀部及下肢放射过膝，腹压增加（如咳嗽、喷嚏）时疼痛加重。

（5）脊柱侧弯，腰椎生理曲度消失，病变部位腰椎旁有压痛，并向下肢放射，腰部活动受限。

（6）下肢受累神经支配区有感觉过敏或迟钝，病程久者可出现肌肉萎缩，直腿抬高或加强试验阳性，膝、跟腱反射减弱或消失，趾背伸力减弱。

（7）主症：筋出槽的典型症状是腰痛及腿部放射性疼痛。因髓核突出的部位、大小、椎管管径、病理特点、机体状态及个体敏感性等不同，临床表现也有一定差异。

①腰痛：是筋出槽最常见的症状，也是最早出现的症状之一。95%以上的筋出槽患者有此症状。患者自觉腰部持续性钝痛，平卧位症状减轻，站立则症状加剧，一般情况下尚可忍受，腰部可适度活动或慢步行走。另一种为突发的腰部痉挛样剧痛，难以忍受，需卧床位息，严重影响生活和工作。

②下肢放射痛：80%的患者出现此症，常在腰痛减轻或消失后出现。表现为由腰部至大腿及小腿后侧的放射性刺激或麻木感，直达足底部。重者可为由腰至足部的电击样剧痛，且多伴有麻木感。疼痛轻者可行走，呈跛行状态；重者需卧床休息，喜欢屈腰、屈髋、屈膝位。

③下肢麻木、冷感及间歇性跛行：下肢麻木多与疼痛伴发，少数患者可表现为单纯麻木，或者自觉下肢发冷、发凉。

④马尾神经症状：主要见于中央型髓核脱出症，临床上较少见。可出现会阴部麻木、刺痛，大小便功能障碍。女性可出现尿失禁，男性可出现阳痿。严重者可出现大小便失控及双下肢不全性瘫痪。

（二）辅助检查

（1）X射线摄片检查：脊柱侧弯，腰生理前凸消失，病变椎间隙变窄，相邻边缘有骨质增生。

（2）CT和MRI检查可显示椎间盘突出的部位和程度。

【治疗原则】

本病的治疗当分清标本虚实。标实者为盈，盈则消，以打药为主，祛其病因；本虚者为亏，亏则补，以风药为主。故治疗本病以祛因为要、风亏打盈、捉母擒子为原则。

【治疗方法】

（一）内服方药

症状：腰痛和下肢坐骨神经放射痛，腰腿疼痛可在咳嗽、打喷嚏、用力排便等腹腔内压升高时加剧。

治则：活血通经，通络止痛。

方药：钻地风10～15克，鸡屎藤10～15克，骨碎补10～15克，土杜仲15～30克，樟树皮10～15克，海桐皮15～30克，络石藤15～30克，两面针10～15克，苍耳草10～15克。水煎服，每日1剂。

（二）外治疗法

1. 熨法

方药一：乌泡根、大接骨、千打槌、松树龙头、破血丹、千年笋、久死还阳（卷柏）等适量鲜品各等份，净药共捣烂，配高度米酒搓揉成泥团外敷患处，以纱布覆盖包扎固定。药干时则常用酒湿润，每隔3天换药1次，连用3～5次。

方药二：生大黄50～60克，欧莱菀20克，生姜、葱白各15克。前三味药烘干研末装瓶备用。用时将葱头捣烂炒热，以纱布包好揉擦患处皮肤，至发红有灼热感为宜；再用药粉总量的1/3兑温开水调成膏状，将膏状药摊于牛皮纸袋上敷贴患处，包扎固定，2～3天换药1次。

2. 火针疗法

取桐油或酒精火针，针刺腰部，并点刺肾俞穴，沿脊两侧刺至尾骶骨，每日2次。因寒而致，腰部冷痛如坐冰水中。

3. 药被疗法

将黄狗皮数张做成毯子，令患者覆盖之，或裹腰痛处。可治疗筋出槽所致的腰痛。

4. 药衣疗法

生草乌30克，小茴香30克，当归30克，川续断20克，樟脑5克，冰片5克，陈艾绒50克。上药除樟脑、冰片外，其余共研为细末，另研樟脑、冰片，将两次研细的药末和匀做成护腰，令患者夜护住腰部，以病愈为度。本护腰可治疗多种腰脊病症，适用于筋出槽、腰部麻木胀痛者。

5. 竹筒梅花针疗法

常规消毒后，将浸泡好的药酒（五爪风30克、舒筋藤30克、生草乌20克、飞龙掌血30克、两面针30克，置药瓶中，加入75%酒精或50度左右的白酒500毫升，浸泡10天，去渣待用）涂在叩打部位上，用竹筒梅花针蘸上药酒叩腰部；亦可选择针灸穴位。

6. 油针疗法

把钢针放在蛇油内浸润，再置硫黄粉末中，以粘匀少许硫黄粉末为宜，然后用镊子夹起于灯火上烧灼，至针尖稍红时取下，趁热迅速刺入所选的穴位，深度一般为0.1～1.1厘米。本病可取肾俞、大肠俞、腰第3至第5夹脊、环跳、委中、承山、阳陵泉、绝骨等穴位。可数日施术1次。

7. 杜闷倒疗法

选取直径为0.2～0.4厘米、长5～8厘米的小钻或制断肠草、杜仲藤数条，浸泡于特制的药液中49天后取出阴干。使用时把药枝一端放在酒精上燃烧，明火熄后，把燃着暗火的药枝包裹于2层牛皮纸袋内即可在患者身上穴位施灸。腰痛可取肾俞、膈俞、委中、夹脊、腰阳关、阿是穴等穴位；坐骨神经痛可取肾俞、次髎、秩边、环跳、腰第3至第5夹脊、委中、承山、阳交、阳陵泉等穴位。

8. 挑痧疗法

操作者先用棉签消毒需挑刺的局部皮肤，在挑刺的部位上，用左手提起皮肉，右手持针，轻且快地刺入并向外挑，每部位挑刺3下，同时用双手挤出暗紫色的痧血，反复5～6次，最后用消毒棉擦净。挑痧部位的选择，可根据具体症状而行之，腰痛者可加挑腰背部俞穴，下肢抽筋者可加挑委中穴。

9. 发疱药罐疗法

用了哥王根皮30克，和米粥适量压成直径为1～2厘米的药饼，隔纱布敷贴患处，约30分钟后取下，成疱后用消毒过的针点刺放出疱内液，然后取出用瑶药浸煮的药罐、用纯净水煮后，趁热迅速扣盖在发疱部位的皮肤上；约10分钟后，取下药罐，用消毒巾除净渗出液，后用药水熏洗患处约30分钟。

10. 庞桶药浴疗法

方药一：①桑寄生20克，豨莶草、独活、牛膝、干杜仲、宽筋藤各15克，当归、姜黄、续断各12克，两面针9克，麻黄6克，鸡血藤30克。上药加水2500毫升煮60分钟，滤取药液置于盆内（留渣备用，复煮），趁热加入三花酒100毫升。洗躯干、四肢，每日1剂，每日洗2次，第2次复渣。②鲜大风艾叶、老姜头（打破连皮）各250克。煎水每日浸泡1次，每次30分钟左右，10日为一个疗程。可用于风湿所致筋出槽，有止痛之效。

方药二：苏木、松节各150～200克，赤芍100克，红花50克，没药30克（打成小块，入锅炒至有气味逸出时取出放凉即得）。水煎洗患部。适用于筋出槽瘀血较甚者。

方药三：苍术120克，艾叶400克，独活50克。上药共研为末，分2份装入纱布袋内，扎紧袋口。然后用浴盆（桶）盛好热水，取上药一袋放入，调好水温，边洗边搅动药袋。每日1次，每次1袋，10日为一个疗程。可温经通络、除湿止痛，适用于筋出槽之腰腿痛者。

（三）民间验方

（1）肾虚腰痛可食用枸杞子，或者用含蛋白质的动物来配制扶正补虚的药膳。

（2）猪腰1只，配杜仲12克炖服，每日1剂，有利于本病的恢复。

（3）温腩秋端（杜若）根、茎10克，配适量猪腰或猪尾巴，水煎服。

（4）延心林（九血管）100克，加米双酒500毫升浸泡。每次内服30～50毫升，可治疗筋出槽之腰腿痛。

（5）千斤拔15克，木满天星9克。上药配猪尾1条及猪骨炖服，每日1剂。

（6）赖筛笼（丝瓜）根适量，烧存性，研末。每次用6克，以温酒冲服，每日3次。

（7）荣可美（羊角藤）根30～60克。上药配猪骨头炖服或加水、酒各半煎服，用于治疗筋出槽、肾虚腰痛。

（8）麻堆蕨（牛尾菜）根、得骨亮（台湾泡桐）根、同雷表根各30克。上药配猪尾1条炖服。

【注意事项】

（1）卧床休息。急性发病后首先应绝对卧床休息1周左右，一般以硬板床为宜。

（2）非急性期可适当加强锻炼，增强体质，但6个月之内不得做任何屈腰动作，不能干重活或剧烈运动。

（3）每日饮食应少量多餐，富于营养。特别要注意多吃蔬菜及水果，或每日睡前、晨起时饮用蜂蜜水、淡盐水，防止便秘。忌食生冷、油腻食物。

第七节　松脱（mbungv nauv）/ 骨折

【病名】

瑶医病名：松脱（mbungv nauv）。

中医病名：骨折。

现代医学病名：骨折。

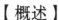

【概述】

松脱，瑶语病名为 mbungv nauv，相当于中医的骨折，是指由于外来暴力或肌肉的强力牵拉，致使骨的完整性或连续性受到破坏，分为闭合性和开放性两种。可见于现代医学的骨折。

【病因病机】

跌打损伤多因气血受阻，瘀滞固结。

【诊断依据】

（一）诊断要点

患者有明确的受伤史，局部疼痛、肿胀、活动功能障碍，并有骨折特征性表现（如畸形），有骨擦音和异常活动。

1.松脱的一般症状

（1）疼痛：外伤后出现不同程度的疼痛，分为直接压痛和间接压痛。

（2）肿胀：外伤后局部组织受损，出现软组织肿胀导致活动功能障碍。

（3）功能障碍：由于肢体失去杠杆和支柱作用及剧烈疼痛、组织破坏导致活动功能障碍。

2.松脱的特征

（1）畸形：骨折时常因暴力作用、肌肉或韧带牵拉、搬运不当而使断端移位，出现肢体形状改变，产生畸形。

（2）骨擦音：由于骨折断端相互碰触或摩擦而产生骨擦音，一般在局部检查时用手触摸骨折处可以感觉到。

（3）异常活动：骨干部无嵌插的完全骨折，可出现好像关节一样能屈曲旋转的不正常活动，又称"假关节活动"。

（二）特色诊法

目诊：主要是观察白睛上的损伤点来判定伤势。损伤点是患者在无眼疾或无眼部自觉症状时，白睛见青紫色血管浮起，在血管末端有瘀血点。该点必须在血管末端，瘀血点颜色较黑，如针尖大小。可反映损伤的轻重与性质。如果瘀血点不在血管末端，或在血管旁，或在血管中部，均无诊伤价值。

①诊伤定性。若损伤点色淡如云，散而不聚，表明在气分（伤轻）；若损伤点色黑而沉着，形如芝麻，表明在血分（伤重）；若损伤点色黑点圆，周围又有片状如云彩样浅淡斑，呈不规则的晕状，表明气血两伤；血丝弯曲如蛇行（或螺旋）状，表明有较剧烈的疼痛。同一条血丝，若粗细不一，虽无瘀血点在其末端，亦可

表明有伤。

②诊伤定位。总的原则：损伤点出现在左眼者，为身体左侧有伤；在右眼者，为身体右侧有伤。损伤点在瞳孔水平线以上者，提示伤在脐水平线以上的上半身，如腰背、上肢、肩周、头面等，其中腰部损伤点多在瞳孔上方稍偏向内侧，瘀血点多偏向外侧。损伤点出现在瞳仁水平线以下者，则主要反映伤脐水平线以下的下半身，如双下肢、骨盆。下肢的血丝相对上肢长，且多超过瞳仁水平线，并多偏向瞳仁外侧，也有的表现血丝分叉或中断跳跃现象。

眼睛正下方（即白睛6时处），还可反映胸骨的内伤，且伤在乳头上方者，瘀血点居中；伤在乳头上内侧、胸骨旁者，瘀血点偏于内侧；伤在乳头上方外侧、伤在胸骨柄两侧者，则呈"Y"形血络分叉，瘀血点在于分叉的末梢。另外，损伤点出现在眼的外侧，按瘀血点上下排列次序，分别表示腋后线部、腋中线部、腋前线部受伤。如果损伤点出现在眼白睛的内侧，则提示对侧胸胁受伤。

（三）辅助检查

X射线表现：骨的断裂多形成不整齐的断端，X射线片上断端间呈不规则的透明线，在骨小梁则表现为骨小梁中断、扭曲和错位；嵌入性或压缩性骨折会导致骨小梁紊乱。

【治疗原则】

行气止痛，散瘀消肿。

【治疗方法】

（一）内服方药

症状：骨折局部疼痛、肿胀、活动功能障碍，或伴有畸形、骨摩擦音、异常活动等症状。

治则：行气止痛、散瘀消肿。

方药：小钻15克，四方钻（四方藤）15克，紫九牛（翼果）15克，酸古风（酸藤子）15克，三角风（常春藤）15克，血风（走马胎）15克，慢惊风（九龙盘）15克，得丁龙（蔓性千斤拔）15克，婆莫亮紧（刺楸）15克，大散骨风（白背清风藤）15克，牛耳风（多花瓜馥木）15克，九层风（鸡血藤）9克，五爪风（粗叶榕）15克。水煎，每日1剂，每日2次服用。

（二）外治疗法

1.熏洗疗法

（1）适用于骨折后骨痂形成者及软组织损伤所发生的局部瘀血肿胀而疼痛

者，具有行血散瘀、消肿止痛的功效。

方药：当归15克，透骨草15克，花蕊石15克，赤芍15克，天仙藤15克，蒲公英12克，苏木12克，紫花地丁12克，没药10克，芙蓉叶10克，白及10克，刘寄奴10克，生蒲黄10克，红花6克，艾叶6克，茜草6克，桂枝5克。

（2）适用于骨折愈合无明显肿痛及软组织损伤，但有关节及肢体功能障碍者；具有舒筋活血，通络散结的功效。

方药：天仙藤15克，透骨草15克，钩藤15克，鸡血藤15克，白及10克，伸筋草10克，苏木10克，赤芍10克，蒲公英10克，乳香10克，刘寄奴10克，木瓜6克，红花6克，艾叶6克，桂枝5克。

（3）适用于骨折愈合或软组织损伤未复原的筋骨酸软、关节受限、肌肉僵凝、肌腱粘连者，具有补益肝肾、强筋壮骨、舒筋活血的功效。

方药：透骨草15克，续断15克，桑寄生15克，当归12克，钩藤12克，鸡血藤12克，白及10克，海桐皮10克，泽兰6克，艾叶6克，木瓜5克，羌活5克，红花5克，桂枝5克。

以上三种方药的熏洗方法如下：

每剂药加适量水，煎沸15～30分钟，过滤去渣，倒入盆内，趁热熏洗患处，也可用毛巾浸湿药液敷于患处。每日1次或2次，每次1～2小时。翌日熏洗仍用原汤剂加热，汤剂减少时可加适量水。春秋季节1剂药可熏洗3～4天，冬季可熏洗5～6天，夏季熏洗1～2天即应弃陈更新。熏洗时，可先以热气熏蒸，待汤剂降至50～70℃时再浸洗。为使药力持久，也可用两条毛巾浸药，更替温敷患处。

2. 固定加煎熏疗法

先用复位板固定，取四方藤、爬山虎、大叶蛇泡勒、小驳骨、红花地桃花、艾叶各50克，水煎熏洗。洗毕擦干，再外敷其他接骨药物，换外敷药前先熏洗，可促进消肿，加速骨折愈合。

3. 外敷疗法

方药一：九节风（接骨金粟兰）10克，大钻（厚叶南五味子）15克，小钻（南五味子）10克，雷了（香蓼）15克。上药粉碎成细粉，加适量米双酒炒热后敷患处。

方药二：麻骨风（小叶买麻藤）10克，昌亮（三叉苦）10克，九节风（接骨金粟兰）15克，蒙钳楼（疏花卫矛）15克，大钻（厚叶五味子）10克，小钻（南五味子）10克。上药粉碎成细粉，加适量米双酒炒热后敷患处。

【注意事项】

（1）骨折的部位在平时也需要进行适当的锻炼，在身体条件允许的情况之下，要稍微做一下四肢的简单运动，能够加速人体血液的循环，加快断骨愈合。

（2）在骨折恢复的初期，最好不要吃三七。虽然三七能够用来治疗骨折出血情况，但是出血已经停止，再吃三七会导致血管处于收缩状态，会导致血液循环不畅，阻碍断骨愈合。

（3）骨折后最好不要吃钙片，刻意补钙不会加速骨折恢复的，反而还会出现血钙增高的情况。

（4）在骨折的恢复期间，患者不宜过量食用糖类，否则会导致身体钙质流失，不利于断骨愈合；并且过多摄入糖分会导致维生素 B_1 含量减少，降低神经及肌肉的活动能力。

（5）骨折之后要进行高能量以及高蛋白的摄入，但不建议在刚骨折的初期就摄入高能量、高蛋白的食物，应在骨折15天之后再补充。

（6）骨折之后由于较长时间卧床休息，很容易出现便秘问题，在平时要保证摄入充足的水分，可以多吃点新鲜的水果补充营养，保证胃肠道的顺畅。

第八节　长虫呷叮（naang ngaatc cung）/ 毒蛇咬伤

【病名】

瑶医病名：长虫呷叮（naang ngaatc cung）。

中医病名：毒蛇咬伤。

现代医学病名：毒蛇咬伤。

【概述】

长虫呷叮，瑶语病名为 naang ngaatc cung，相当于中医的毒蛇咬伤，指有毒的蛇经牙刺破人体皮肉后，使毒液进入人体而引起的中毒症状，若抢救不及时，可导致死亡。常见于我国南方地区。毒蛇咬伤一般有较明显的咬痕，局部伤口常有不同程度的疼痛，如蚁行、麻木感；局部肿胀有发展的趋势，或出血不止，或有水疱形成。另外，伤口周围淋巴结可见肿大。重者可引起吞咽困难、不能言语、瞳孔散大、抽搐休克以致昏迷，常因呼吸麻痹、循环衰竭、心跳停止、肾衰而引起死亡等症状。被毒蛇咬伤后，宜就地急救，早期结扎、冲洗伤口，扩创排毒，同时配合其他急救措施。瑶族同胞在治疗毒蛇咬伤方面积累了较为丰富的经验。可见于现代医学的毒蛇咬伤。

【病因病机】

蛇伤乃毒蛇咬伤人体后，毒邪入脉，化为风、火之毒，毒随经脉运行而弥漫周身，风火邪毒壅滞不通则痛且肿。其化热腐肌则发为局部溃烂，风火相煽，蛇毒壅盛正虚邪盛而邪气内陷。若内传营血则出现出血、溶血等伤及营血分之象；热极生风，上扰心神，复出现神昏谵语等现象；若毒邪进一步内传，蒙蔽心包，可出现闭证甚至死亡。

【诊断依据】

（一）诊断要点

（1）有毒蛇咬伤史者。

（2）主症：咬伤的局部无明显红肿，麻木、微痛，出血较少，有肌肉运动障碍；或者咬伤的局部甚肿，有瘀斑、水疱形成，出血较多，可出现溃疡，甚者局部组织坏死；伤口周围淋巴结肿大，甚者最后导致循环呼吸衰竭。

（3）兼症：全身虚弱，口周感觉异常，肌肉震颤，或是发热恶寒、烦躁不安，头晕目眩，言语不清，恶心呕吐、吞咽困难，肢体软瘫、腱反射消失、瞳孔散大、呼吸抑制，部分患者出现肾功能衰竭等症状。

（二）辅助检查

化验检查可见血小板、纤维蛋白原减少，凝血酶原时间延长，血肌酐、肺蛋白氮增高，肌酐磷酸激酶增加，肌红蛋白尿等异常改变。

【治疗原则】

瑶医治疗毒症重在解毒、排毒，即使用各种解毒药化解、中和、排泄体内毒素，故其治疗原则为祛因为要。另外，蛇咬伤乃恶病，瑶医认为这种恶病不能以药补之，否则，只会使毒邪更加缠绵难愈。对付一种蛇毒，一般都有一个比较好的方药，所以治求专方、恶病不补也是治疗蛇伤的基本原则。

【治疗方法】

治疗总法以解毒除蛊法、穿经走脉法、泻热逐邪法、兼多应杂法为主。

（一）内服方药

症状：被蛇咬伤后，患部有较大而深的毒牙痕；被神经毒的毒蛇咬伤后局部不红不肿，无渗液，疼痛较轻或没有疼痛而感麻木，伤口出血很少或不出血，肿胀也不明显。被血循毒的毒蛇咬伤后伤口剧痛、肿胀明显，且迅速向肢体近心端发展，伤口有血性液体渗出或出血不止，伤口周围皮肤青紫或出现瘀斑、血疱，有的伤口后期内坏死形成溃疡；所属淋巴管、淋巴结红肿疼痛。被混合毒的毒蛇咬伤后伤口疼痛，痛感逐渐加重，伴有麻木感，伤口周围皮肤迅速红肿，可扩展至整个肢体，常有水疱、血疱；严重者伤口迅速变黑坏死形成溃疡，区域淋巴结肿大和触痛。

治则：活血通络，祛风解毒。

方药：红藤草（小叶三点金）100克，半边花（半边莲）30克，天然草（通城虎）10克，盘蛇莲（东风菜）30克，双龙攀树（红背丝绸）20克，上树虾（石柑子）30克。水煎，加适量蜜糖口服或鼻饲。火毒为主者，加穿心莲10克、当归15克；风毒为主者，加香白芷15克、蝉蜕10克、蜈蚣2条；风火毒者，加生地30克、当归15克、蜈蚣2条；发热者，加柴胡15克、生石膏30克；热甚伤津者，加玄参30克、花粉15克；大便不通者，加生大黄30~60克、玄明粉15~25克；小便不利者，加猪苓15克、木通15克；出血者，加红皮藤（叶悬钩子）30克、侧柏叶15克；痛不能忍者，加护心胆15克、青木香15克；恶心呕吐者，加生三叶半夏5克、竹茹30克、生姜10克；痰多者，加川贝10克、法半夏10克、竹沥50~100毫升；咽痛者，加射干10克、山豆根10克或金钱风10克。

（二）外治疗法

1. 外敷疗法

胀痛剧烈者，用利器在伤口上做"十"字形浅表切开，再在八风穴或八邪穴用三棱针针刺排毒，然后在患肢作离心方向不断挤压或用拔火罐法将黄水挤出。再用鲜异叶天南星1份、墨旱莲2份、夏枯草2份，共捣烂加酒炒热直接敷在伤口上和肿胀处（局部红热者加适量芒硝），或用纤梗细辛、裂叶秋海棠捣烂外敷伤口及肿胀处。

2. 刺血疗法

取咬伤处针刺入血，上肢配八邪穴、下肢配八冲穴，治疗虫蛇咬伤及狂犬咬伤。

3. 放血疗法

在百会穴和伤口上端肿胀处放血。

4. 其他疗法

方药一：飞龙掌血、野花椒各100~200克，大叶双眼龙30~50克等草药（或小叶三点金草、六棱菊、鸡骨香、风沙藤、两面针各150~250克）。煎水熏洗，有改善局部循环、开泄腠理、解毒消肿的作用。眼镜蛇咬伤出现瘀斑者要将瘀斑切开，出现坏死组织者要将坏死组织切除。

方药二：寮刁竹、入山虎、七枝莲、一枝黄花各适量。浸米酒服，并擦患处。

方药三：朝天辣椒根、白花蛇舌草、半边莲、红竹菜叶各30克，红叶酸咪草、鹅不食草、仙茅各20克。将上药共捣烂，用米双酒1000毫升浸泡10天备用，每次内服20～40毫升，并擦洗。

（三）民间验方

1. 鲜生含服法

鲜半边莲50克，鲜半枝莲50克。将上药共捣烂，冲开水100毫升，分3次服用，每日1剂，连服5～7日。

2. 瑶医食疗法

（1）适当外涂菖蒲酒。此酒有抑菌、解毒的作用，可帮助祛除蛇毒及伤口的恢复。

（2）忌食鹅肉、母猪肉、海鲜、菠萝、葱等发物，动风生痰助火之品对疮疡、皮肤病及伤口的愈合不利。

（四）支持治疗

神智昏迷者，需留置鼻饲管，保证药物内服和营养供应，防止水电解质紊乱，同时适当静脉输液。停止呼吸者，用呼吸机维持人工呼吸。此外，还需使用清热解毒的中草药或抗生素防止患者感染。

（五）后期治疗

久病必虚，需扶正以去邪，羊乳、仙茅有强壮解毒的作用；安宫牛黄丸、麝香能兴奋呼吸。病情延久，毒则顺经络而侵及全身，损津耗液，可用天冬、麦冬、玄参、石斛、麦斛、石仙桃、肾蕨等养阴生津之品。

【注意事项】

（1）消除恐惧、焦虑心理，保持心情舒畅。

（2）患处皮肤护理：用3%过氧化氢溶液冲洗掉伤口表面毒液后进行放血疗法，减少机体对毒素的吸收。

（3）易导致破伤风感染，所以必须注射破伤风疫苗。

（4）密切观察病情：注意血压、呼吸、意识等，重点观察局部组织肿胀程度，是否出现坏死，注意有无胸闷、心悸现象，必要时给予心电图检查、血肾功能检查和尿常规检查。

（5）饮食宜高能量、高蛋白、高维生素及适量脂肪，如食用一些清热解毒、活血清凉之品，如冬瓜、金针菜、木耳、黄瓜等。

第三章　妇科疾病

第一节　等孕身毋抵（nziaamh jaan mx zunv）/ 月经不调

【病名】

瑶医病名：等孕身毋抵（nziaamh jaan mx zunv）。

中医病名：月经不调。

现代医学病名：功能性子宫出血、盆腔炎。

【概述】

等孕身毋抵，瑶语病名为 nziaamh jaan mx zunv，相当于中医的月经不调，是指在妇女月经的周期、经期、经量、经色、经质上有异常改变，或以伴随月经周期出现的症状为特征的病症。主要因血虚、气滞、血瘀、忧郁伤气等所致，包括临床上的月经先期、月经后期、月经先后无定期、月经过多、月经过少等症状。可见于现代医学的因功能性子宫出血、盆腔炎等导致的月经异常的一类疾病。

【病因病机】

本病的病因病机有盈有亏，盈症主要在于血热、寒凝、肝郁，亏症主要在于气虚、血虚、阳虚。盈症多是由于感受外邪所致。一般而言，当机体素体阳盛或阴虚，或过食辛辣之品，或感受热邪，则导致三元失谐，热邪盈盛于机体，热迫血脉，伤及冲任，血海不宁，使得月经先期而至且月经量较多。当机体感受了寒邪或是素体阳虚，或是过食寒凉以后，常常导致寒搏于血，学为寒凝，影响气的万化功能，导致气血凝滞，日久诸病入脉，导致冲任不通，血海不能如期溢满，使得月经后期而来且月经量较少。若素体虚弱，营血不足，或久病失血，或产育过多，耗伤阴血，或脾气虚弱，后天化源不足，则导致营血亏虚，久病入脉，冲任不通，血海不能按时满溢，而出现月经后期。而妇女若情志不畅，影响了肝的疏泄条达，使得气的万化失常，气血失调，血海蓄溢失调。若疏泄太过，气的万化过快，则月经先期而至；若疏泄不及，气的万化阻滞，则月经后期而来，常常导致月经的先后不定期。另外，气虚是导致本病的一个重要因素，若是先天失养或房劳多产，导致肾气亏虚，气的万化失司，化精不足，精血亏虚，日久导致冲任不足，血海不能按时满溢，进而导致月经后期而至；而若是机体后天失养，导致脾气亏虚，万化失司，影响气的摄血功能，使得冲任不固，经血失去统摄，往往出现经期先期而至。

【诊断依据】

（一）诊断要点

（1）主症：月经提前或延迟而至，经期缩短或延长，月经色淡、色深或色黑，月经质稀薄、黏稠或有血块等。

（2）兼症。

①血热型：经期提前，月经量多，色深红或紫红，月经质稠或有血块；伴心烦，口渴，面红，腰腹胀痛，尿黄，大便干，舌红苔黄。

②寒凝型：经期错后，月经量少，色暗红，有血块，或色淡质稀；伴有小腹冷痛，喜温喜按，得热则减，或畏寒肢冷，小便清长，大便稀薄，舌淡、苔薄白，脉沉紧或沉迟无力。

③肝郁型：月经先后不定期，月经量或多或少，色暗红或紫红，或有血块，或行经不畅；伴有精神抑郁，乳胀胁痛，小腹胀痛，脘闷不舒，喜叹息，嗳气纳呆，舌正常或稍暗，脉弦涩。

④血虚型：经期错后，月经量少、色淡、质稀；伴有小腹隐痛，眩晕眼花，失眠，心悸，面色苍白或萎黄，神疲乏力，舌淡，脉弱无力。

⑤脾气虚型：经期提前，或月经量较多，色淡红，质稀；伴有神疲肢倦，气短懒言，小腹空坠，食少大便溏，舌淡、苔白，脉细弱。

⑥肾气虚型：月经初潮较迟，经期或提前或错后；月经量少，色正常或暗淡，质清稀；伴有腰骶酸痛，头晕耳鸣，舌正常或偏淡，脉沉。

（二）辅助检查

（1）妇科检查。

（2）B超检查。

（3）细胞学检查。

【治疗原则】

治疗本病以祛因为要、风亏打盈为主要原则。对邪气盈盛者主要在于祛因为要，并注意配合风亏打盈；而机体亏虚者，则多以风药扶之。临床上以盈亏夹杂多见，在治疗上多以风打药配伍使用。

【治疗方法】

（一）内服方药

1. 盈显亏不著症

（1）月经后期。

症状：经期错后，月经量少、色紫黯、有血块，小腹冷痛拒按，得热痛减，畏寒肢冷，舌黯、苔白，脉沉紧或沉迟。

治则：温中行气，调经活血。

方药：来角风益母草汤〔来角风15克，益母草15克，香附10克，月月红（月季花）10克，一身保暖（结香）10克〕。水煎服，每日1剂。

（2）经期延长。

症状：行经时间延长、量或多或少，经色紫黯有块，行经小腹疼痛拒按，舌紫黯或有小瘀点，脉涩有力。

治则：活血祛瘀，凉血止血。

方药：九龙根梅花钻汤〔九龙根15克，梅花钻（大叶风沙藤）15克，当归10克，元宝草10克，益母草10克，一匹绸10克〕。水煎服，每日1剂。

（3）月经量多。

症状：月经量多、色紫黯、质稠有血块，行经腹痛，或平时小腹胀痛，舌紫黯或有瘀点，脉涩有力。

治则：活血化瘀，固冲止血。

方药：红毛毡金樱子汤〔红毛毡20克，金樱子20克，马莲鞍10克，蜜蜂草（香蜂花）10克，红天葵10克〕。水煎服，每日1剂。

2. 盈显亏亦显症（月经过多）

症状：月经量多、色紫红、质稠，心胸烦闷，渴喜冷饮，大便燥结，小便短赤，面色红赤，舌红、苔黄，脉滑数。

治则：活血化瘀，清热凉血，固冲止血。

方药：透地龙红背菜汤〔透地龙（酸藤根）20克，红背菜20克，十全大补15克，韭菜根10克，地榆炭10克，桃金娘10克，穿破石10克，血风藤10克，藕节炭15克〕。水煎服，每日1剂。

（二）外治疗法

1. 杜闷倒疗法

选取质量较好，直径0.2～0.4厘米、长5～8厘米的小钻或制断肠草、杜仲藤数条，茶油灯1盏。穴位选择足三里、肾俞、三阴交、关元。其中，因寒所致者以小钻或制断肠草点灸，因肝肾虚者以杜仲藤灸之。

2. 药物点灸疗法

可用杜仲、制断肠草等进行药物点灸，穴位选择太冲、三阴交、气海、血海。

3. 药衣疗法

白檀香、羚羊角、沉香各15克，白芷、马兜铃、木鳖仁、甘松、升麻、血竭、丁皮（丁香树皮）、麝香、艾绒各适量。除麝香另研、艾绒另捣碎外，余药共研细末，拌入麝香和匀，最后入艾绒调拌做成肚兜，令病者兜护脐腹及丹田穴，有利于调节月经。

4. 刺血疗法

在八冲穴上直刺出血，后用消毒好的棉花抹干，再反复用双手挤血、抹血，直至难挤出血为止。可治疗因血热导致的月经不调。

【注意事项】

（1）起居有常，避免熬夜、过度劳累。

（2）注意保暖，避免小腹受寒。

（3）多吃乌骨鸡、羊肉、对虾、黑豆、海参、胡桃仁等滋补性食物。

（4）调畅情志，避免郁怒。

（5）忌食寒凉、辛辣食物。

（6）平时适当参加体育锻炼，经期不宜过度劳累和剧烈运动。

（7）节制房事及过度生育。

第二节 欧闷等孕豪（nziaamh jaan mbaang）/ 崩漏、血崩

【病名】

瑶医病名：欧闷等孕豪（nziaamh jaan mbaang）。

中医病名：崩漏、血崩。

现代医学病名：功能性子宫出血、生殖器炎症、生殖器肿瘤。

【概述】

欧闷等孕豪，瑶语病名为 nziaamh jaan mbaang，相当于中医的崩漏、血崩，是女性不在行经期，突然阴道大量出血或持续淋漓不断出血的病症统称。来势急、血

量多者为崩，来势缓、淋漓不断且血量少者为漏，二者常易互相转化或交替出现，乃妇科常见病。以青春期、更年期或产后女性多见。可见于现代医学的功能性子宫出血、生殖器炎症、生殖器肿瘤等以阴道不规则出血为主要表现的一类疾病。

【病因病机】

本病的病因病机主要在于亏、热、瘀。而其根本在于肾，病位在冲任，变化在气血，表现为子宫的藏泻无度。其发生以肾气万化为主导，而先天肾气不足，或少女肾气未盛，或房劳多产，或久病及肾导致肾气虚，进而影响了气的万化功能，导致封藏失司，冲任不固，不能制约经血，子宫藏泻失常而发病。另外，素体阴阳亏虚日久亦可导致本病的发生，阴亏而火旺，虚火妄动则迫血妄行；阳亏日久，不能摄阴，封藏失司，冲任不固，摄血不及。另外，素体脾虚，或饮食不节，劳倦思虑过度，则伤及脾气，气不摄血，冲任不固，而发为本病。而在盈证来讲，多以血热、血瘀为主要矛盾，可因素体阳盛，或阴亏内热，或情志不调导致肝郁化热，或内蕴湿热之邪，导致机体内部三元失谐，热邪盈盛，热盛动血，日久百病入脉，导致冲任不固，摄血不及，进而导致经血非其时而下。若是热盈、寒凝过盛，日久致瘀，或是七情内伤，影响气机的万化，气阻血瘀，或是产后恶露未尽而行房，内生瘀血，常常会导致瘀血阻滞于冲任、胞宫，血不归经而恣意妄行，亦可导致本病的发生。

【诊断依据】

（一）诊断要点

（1）本病以青春期、更年期或产后女性多见。

（2）主症：经血非时而暴下不止，或淋漓日久不尽。

（3）兼症。

①血热型：月经量多，色深红而稠；烦躁不寐，头痛口干，舌红、苔黄，脉滑数。

②血瘀型：月经量多或持续不断，色紫黑夹有血块；面色暗紫无华，下腹疼痛拒按，舌苔色紫暗带斑点，脉沉涩。

③气虚型：月经量多或淋漓不绝，色淡红而青；面色苍白，神疲乏力，气短懒言，食欲不振，舌淡苔少，脉虚数无力或细弱。

另外，本病日久可导致神疲倦怠、气短无力、面色苍白、唇色淡白、头晕目眩、心悸怔忡、失眠多梦、脉象细弱等一系列血亏之象；而崩漏突起，来势凶猛，月经量多，崩下不止者，常可引起以神昏面白、气短喘促、四肢厥冷、汗出淋漓、脉浮大无根或沉伏不见的危重症候。在本病发生的同时，机体较为亏虚，若病邪乘虚而入，常常会出现下腹疼痛拒按，腰痛，带下稠黏、色黄气秽，伴有烦躁口渴、小便黄、大便干、舌苔黄腻、脉细滑等以邪毒感染为主要表现的症状。

（二）辅助检查

（1）妇科检查。

（2）B超检查。

（3）产科检查。

（4）子宫镜检查。

【治疗原则】

治疗本病以捉母擒子为主要原则，并配以风亏打盈、祛因为要。其治疗当以其主要矛盾治之，即"捉母"。在月经量较大，其势较猛时，以止血为上。而在病势较缓时，可针对其病因病机治之，本病以肾为主导，多盈亏夹杂，在治疗的时候应消补兼施，以风药、打药配伍使用，而对立血热、血瘀为主要矛盾者则应加以祛之，即"擒子"。而在疾病恢复期，月经量较少或是已经没有出血时，以健脾强肾为主。

【治疗方法】

（一）内服方药

1. 盈显亏不著症

症状：月经非时而下，量多如崩，或淋漓不断，色深红、质稠；心烦少寐，渴喜冷饮，头晕面赤，舌红、苔黄，脉滑数。

治则：凉血止血，清热解毒。

方药：侧柏鸡穿汤〔侧柏叶20克、鸡穿裤（仙鹤草）20克、地榆15克、棕榈炭10克（冲服）〕。水煎服，每日1剂。

2. 盈显亏亦显证

症状：月经非时而下，量少或多，淋漓不断，色鲜红、质稠；头晕耳鸣，腰酸膝软，手足心热，颧赤唇红，心烦少寐，渴喜冷饮，舌红、苔少，脉细数。

治则：滋肾益阴，清热凉血，化瘀止血。

方药：旱莲鸡穿裤汤〔墨旱莲60克、假木豆根50克、鸡穿裤（仙鹤草）20克〕。水煎服，每日1剂。

（二）外治疗法

1. 杜闷倒疗法

选取质量较好的杜仲藤数条，茶油灯1盏。穴位选择肾俞、脾俞、三阴交、气海、关元、命门、足三里。以杜仲藤点灸。可提升中气，固胎止漏，治疗因脾肾气虚、阳虚导致的崩漏。

2. 药物点灸疗法

可用杜仲藤等进行药物直接灸，穴位选择隐白、三阴交、脾俞、肾俞、气海、血海。可补中益气、升阳举陷，用于治疗因脾肾气虚导致本病日久不愈者。

3. 刺血疗法

穴位选择：①三阴交、太冲、隐白；②足三里、百会、涌泉。皮肤消毒后直刺穴位至出血，接着用消毒棉抹干，再反复用双手挤血、抹血，直至难挤出血为止。

（三）民间验方

以黑豆煲猪骨，可治疗少女崩漏。

【注意事项】

（1）养成良好的作息习惯，避免熬夜、过度劳累。

（2）注意经期卫生，尽量减少或避免宫腔手术。

（3）避免郁怒，保持心情舒畅。

（4）忌食辛辣、油腻食物。

（5）节制房事及过度生育。

（6）若有月经过多、月经先期或经期延长等出血倾向的月经病，当及早治疗。

第三节　欧闷等孕闷（nziaamh jaan mun）/ 痛经

【病名】

瑶医病名：欧闷等孕闷（nziaamh jaan mun）。

中医病名：痛经。

现代医学病名：原发性痛经、继发性痛经。

【概述】

欧闷等孕闷，瑶语病名为 nziaamh jaan mun，相当于中医的痛经，指女性在经期或者经期前后出现的周期性小腹疼痛，其痛多引腰骶，甚则痛至晕厥。本病以青年女性较为多见。可见于现代医学的原发性痛经、继发性痛经等。

【病因病机】

本病的主要病机在于月经不通则痛或不荣则痛。其中，不通者多因邪气盈盛所致，不荣者多因正气亏损所致。

患者多为郁怒伤肝导致气的万化失司、停滞不舒，进而使得血行不畅，瘀阻胞宫，而出现疼痛；或是外感寒邪，或过食生冷，使得机体三元失谐，导致寒邪盈盛，阻滞于胞宫，且与血相搏，以致子宫、冲任气血失畅，进而发为疼痛。另外，若经期挨雨淋、涉水，或久居湿地，寒邪与湿邪相结，寒湿盈盛，郁阻于胞宫，故而出现疼痛淋；或是因素体湿热，经期、产后摄生不慎，感受了湿热之邪，湿热黏腻且盈盛于体，胶着日久入于血脉，与血相搏，阻滞胞宫，久而成瘀，不通而痛。此外，大病、久病、大失血之后，或脾胃亏虚者，气血不足，亏盛较甚，血海空虚，不足以滋养冲任、胞宫，或是肾气亏虚者，肾精不足，行经期精血愈亏，不能濡养冲任、胞宫，导致不荣而痛。

【诊断依据】

（一）诊断要点

（1）本病以青年女性多见。

（2）可有饮食生冷史、情志内伤史、素体脾虚史。

（3）主症：经期或行经前后小腹疼痛，并随着月经周期发作。疼痛多在经前数日或经期第一天最为剧烈，随后便逐渐减轻或消失，少数延续到经后或者于经后1～2天才出现小腹或腰腹疼痛。其疼痛可呈阵发性、痉挛性，或是胀痛、刺痛、冷痛、隐痛，可伴有下坠感，严重者疼痛可放射到腰骶部、股内侧、肛门、阴道等处。

（4）兼症：经血或淡或暗，伴有血块时多为暗红或紫暗。神疲乏力，少气懒言或烦躁易怒，面色青白，乳房胀痛，腰骶酸痛，头痛，头晕，胸闷，心悸，恶心，呕吐，肢冷畏寒，等等。

（二）辅助检查

（1）妇科检查。

（2）B超检查。

（3）腹腔镜检查。

（4）宫腔镜检查。

【治疗原则】

本病以风亏打盈为主要治疗原则，亏则补，盈则消。对于邪盈较甚者，配合祛因为要，适当给予散寒、泄热、行气、打瘀；而亏甚者，可适当进行补气血、健脾胃、填肾精。

【治疗方法】

（一）内服方药

1. 盈显亏不著症

（1）气滞血瘀。

症状：经前或经期小腹胀痛拒按，胸胁、乳房胀痛，行经不畅，经色紫暗有块，块下痛减，舌紫黯或有瘀点，脉弦或弦涩有力。

治则：行气活血，祛瘀止痛。

方药：小钻走马风汤〔小钻20克，走马风15克，过塘藕（三白草根茎）15克，一身保暖（结香）10克，月季花（月月红）10克，红背菜10克，金针菜根10克，益母草10克，九层风（鸡血藤）10克，黄花倒水莲10克〕。水煎服，每日1剂。

（2）湿热蕴结。

症状：经前或经期小腹灼痛拒按，痛连腰骶，或平时小腹痛，至经前疼痛加剧；月经量多或经期长，色紫红、质稠或有血块；平素带下量多、黄稠臭秽，或伴低热，小便黄赤，舌红、苔黄腻，脉滑数或濡数。

治则：清热除湿，化瘀止痛。

方药：槟榔钻四方钻汤〔槟榔钻（大血藤）15克，四方钻15克，鸭仔风（黑吹风藤）10克，九龙钻10克，九节风10克〕。水煎服，每日1剂。

2. 亏显盈不著症

（1）气血虚弱。

症状：经期或经后小腹隐痛喜按，月经量少、色淡质稀；神疲乏力，头晕心悸，失眠多梦，面色苍白，舌淡、苔薄，脉细弱。

治则：补气养血，和中止痛。

方药：当归保暖汤〔当归15克，一身保暖（结香）15克，血风藤10克，马莲鞍10克，月季花（月月红）10克，红背菜10克，韭菜根10克，生姜3片〕。水煎服，每日1剂。

（2）阴虚内热。

症状：经前或经后或经期吐血、衄血，月经量少、色黯红；月经每次提前、量少。

治则：滋阴行气，清热降逆，引血下行。

方药：侧柏叶五月艾汤（侧柏叶50克，五月艾50克，藕节40克，还魂草30克，牛膝30克，当归30克）。水煎服，每日1剂。

（二）外治疗法

1. 针刺疗法

主要以针刺治疗。取3寸毫针，从气海穴皮下进针，针尖向脐中方向斜刺1.5～2寸，持续缓慢捻针，3～5分钟后起针。

2. 杜闷倒疗法

选取直径0.2～0.4厘米、长5～8厘米且质量较好的小钻，晒干后，用生姜与50度左右的白酒浸泡，1周后取出备用，备茶油灯1盏。穴位选择三阴交、气海、关元、命门。以小钻点灸。可治疗因气滞导致的痛经。

3. 药物点灸疗法

可以杜仲藤等进行药物灸，穴位选择合谷、中极、肾俞、关元、足三里。可行气导滞、补肾益气，适用于治疗因肾虚、气滞导致的痛经。

4. 刺血疗法

穴位选择：①太冲、阴陵泉、腰俞；②三阴交、曲泽。直刺穴位至出血，然后用消毒棉抹干，再反复用双手挤血、抹血，直至难挤出血为止。

5. 熨法

治疗因寒邪凝滞所致的痛经。

（1）葱热敷熨。取适量新鲜葱白，切碎（长1～2厘米），加入酒炒热，趁热取出，用布包裹，趁热熨小腹。

（2）盐热敷熨。选取颗粒大小均匀、没有杂物的盐适量，倒入铁锅中，用小火慢慢炒热，待温度达55～60 ℃时，用棉布包裹，用以熨小腹部。治疗时间一般为20～30分钟，每日或隔日1次，15次为一个疗程。

（3）姜热敷熨。取适量新鲜生姜，捣烂后去汁取渣炒热，趁热取出姜渣，用布包裹置放患处贴敷。若姜渣冷，则可加入姜汁再拌炒热以熨之。

【注意事项】

（1）避免过度劳累，注意合理休息和保证充足睡眠，如果疼痛严重，当卧床休息。

（2）经期禁房事，并注意清洁卫生。

（3）加强经期保护，预防感冒，避免寒冷刺激、淋雨涉水、剧烈运动和过度精神刺激等。

（4）经期忌食生冷、辛辣等刺激性强的食物，注意加强营养，尤其是蛋白质、维生素的摄入，如各种肉类、蔬菜等。

（5）消除对月经的紧张、恐惧心理，解除思想顾虑，保持心情舒畅。

（6）可适当进行腹部的局部热敷和进食热的饮料（如热汤或热茶）等。

（7）疼痛发作时可对症处理，在医生的指导下口服索米痛片缓解疼痛，但不可长期服用止痛药，避免产生药物依赖及成瘾。

第四节　毋埋等孕透（nziaamh jaan mx tong）/ 闭经、女子不月、月事不通、经水不来

【病名】

瑶医病名：毋埋等孕透（nziaamh jaan mx tong）。

中医病名：闭经、女子不月、月事不通、经水不来。

现代医学病名：原发性闭经、继发性闭经。

【概述】

毋埋等孕透，瑶语病名为 nziaamh jaan mx tong，相当于中医的闭经、女子不月、月事不通、经水不来，指女子年逾18周岁而初潮未至，或形成月经周期后，却又中断6个月以上的疾病。而青春期前、妊娠期、哺乳期以及绝经期等生理性的月经停闭者及月经初潮后1年内月经不行而无任何不适者，则不属于本病范畴。月经的产生乃与气血、脏腑、天癸、冲任、胞宫休戚相关，一旦这些环节出现损伤，将会造成血海不能满溢，使得经血不能按时而至，甚至导致本病的发生。可见于现代医学的原发性闭经、继发性闭经等。

【病因病机】

本病的发生关键在于血海不能满溢，而血海不能满溢的主要症结在于"盈"与"亏"。盈者，邪气阻遏，冲任不畅，血不得下行，主要包括气滞血瘀、痰湿壅滞。亏者，源断其流，冲任空虚，无血可下，主要包括气血不足、肾气未充、肝肾亏虚、阴亏血燥。

若素体亏虚或脾气虚损、生化不足、久病大病、大出血后，人体三元失谐，营血亏虚，冲任不充，血海空虚，则无血可下。若先天禀赋不足，影响了气的万化，使得气不能化精，出现精气不充，冲任不盛，天癸匮乏，则月经初潮不能应时而至。若房劳多产，日久伤及肾气，使得精血亏损，冲任失养，血海不足亦可发为本病。或是素体肝肾阴血亏虚，或久病损阴，或失血过多而阴血不足者，日久虚热内生，火逼水涸，血海燥涩亦会导致本病的发生。而对于素体脾虚或饮食不节者，则会导致痰湿内生，盈盛于体内，日久入脉，进而冲任不畅，血不得下行。另外，七

情损伤导致肝失疏泄，万化失常，气滞血停，瘀阻日久，脉道不通，阻滞胞宫，血不得下也是本病发生的一个机要。

【诊断依据】

（一）诊断要点

（1）与环境改变，患者受精神刺激、反复人流、服用药物（减肥药、避孕药、镇静药、激素）相关。

（2）可有月经过少、月经后期、大失血、结核病病史。

（3）主症：女子年逾18岁未有月经初潮，或第二性征发育成熟2年以上仍无月经来潮，或已建立月经周期却又中断6个月以上。

（4）兼症：全身发育欠佳，第二性征发育不良，体质虚弱，腰酸腿软，夜尿频多，或月经周期延迟、量少、色淡红、质薄，或精神抑郁、神疲乏力，或体形肥胖、体毛过多。

（二）辅助检查

（1）基础体温测量。

（2）B超检查。

（3）血清型激素测定。

（4）诊断性刮宫。

【治疗原则】

本病以捉母擒子为主要治疗原则，并配以风亏打盈、祛因为要。"母"包括气血、脏腑（肾）、天癸、冲任、胞宫，即肾气足则天癸至，气血充盈，冲任所司之精、血、津液充沛，胞宫满盈，则其"子"愈。亏则补，盈则消，祛除主要病因，以达到治疗的目的。

在具体应用上，以穿经走脉法行气散瘀，以导滞开结法导痰祛湿，以补气益元法强肾滋阴、补益气血。

【治疗方法】

（一）内服方药

1. 盈显亏不著症

（1）痰湿阻滞。

症状：月经停闭数月、带下量多、色白质稠，形体肥胖，或面浮肢肿，神疲肢倦，头晕目眩，心悸气短，胸脘满闷，舌淡胖、苔白腻，脉滑。

治则：豁痰除湿，活血通经。

方药：上山虎钻骨风汤〔上山虎20克，小钻20克，一块瓦15克，小红钻15克，九节风（鸡血藤）15克，下山虎15克，毛老虎6克〕。水煎服，每日1剂。

（2）气滞血瘀。

症状：月经停闭数月，小腹胀痛拒按；精神抑郁，烦躁易怒，胸胁胀满，嗳气叹息；舌紫黯或有瘀点，脉沉弦或涩而有力。

治则：行气活血，祛瘀通络。

方药：红丝线首乌汤〔红丝线20克，首乌20克，九层风（鸡血藤）15克，穿破石10克，五爪风（掌叶榕）10克〕。水煎服，每日1剂。

2. 盈显亏亦显症

血虚。

症状：月经停闭数月，头晕目花，心悸怔忡，少寐多梦，皮肤不润，面色萎黄，舌淡、苔少，脉细。

治则：补血养血，活血调经。

方药：一点红四月泡汤（一点红20克，四月泡根15克）。水煎服，每日1剂。

3. 盈亏皆不著症

肾气虚。

症状：月经初潮来迟，或月经后期量少，渐至闭经，头晕耳鸣，腰酸腿软，小便频数，性欲淡漠，舌淡红、苔薄白，脉沉细。

治则：补肾益气，养血调经。

方药：土人参金针菜汤〔土人参20克，金针菜15克，黄花倒水莲10克，胭脂花10克，元宝草10克，月季花（月月红）10克〕。水煎服，每日1剂。

（二）外治疗法

熨法：取大黄、延胡索、木香、桂枝、山楂、五味子各适量，共研为细末，加适量食盐炒热，贴敷腰部、小腹部，可治疗寒湿、血瘀所致月经不通（闭经）。

【注意事项】

（1）避免过度劳累和熬夜，注意合理休息和保证充足睡眠。

（2）积极治疗某些慢性疾病，如结核、营养不良、贫血、甲状腺功能异常、月经后期、月经过少等，以免病情恶化加重。

（3）注意摄生，加强经期、产后保护，注意保暖，避免淋雨、涉水、受凉等。

（4）因单纯性营养不良所致本病者，应注意加强营养，尤其是蛋白质、维生素的摄入。而过度肥胖所致内分泌紊乱者，当适当减肥，饮食应选择低热量、低脂肪食物，并注意配合运动。

（5）保持积极心态，坚持治疗。

（6）避免过度节食及反复人流，避免长时间哺乳。

（7）注意与中医所说的暗经（即终生不来月经而受孕者）鉴别，勿盲目用药。

第五节　产后风（caanv huz buerng）/ 产后综合征

【病名】

瑶医病名：产后风（caanv huz buerng）。

中医病名：产后综合征。

现代医学病名：产后恶露不绝、产后身痛、产后腹痛、产后发热、产后体虚、产后痉病。

【概述】

产后风，瑶语病名为 caanv huz buerng，相当于中医的产后综合征，指产妇在新产后及产褥期内发生的与分娩或产褥有关的疾病。妇女在分娩时，由于产伤出血，元气受损，抵抗力较弱，因此容易患上各种疾病。可见于现代医学的产后恶露不绝、产后身痛、产后腹痛、产后发热、产后体虚、产后痉病。

【病因病机】

产妇由于在分娩时用力、出汗、产创、出血，筋骨腠理之门大开，导致气血津液亏虚，气血不能万化，进而体质更加虚弱，加之外来之风、寒、湿邪，瘴气、疫毒、蛊毒等乘虚而入，三元失谐，使得气的功能失常，或虚或阻，或运行紊乱，从而气血瘀阻，诸病入脉，筋脉不通，盈亏失衡而发为本病。

（1）瑶医认为，妇女在月子里筋骨腠理之门大开，气血虚弱，气血不能万化，内外空虚，不慎遭风寒湿邪侵入，诸病入脉，筋脉不通，盈亏失衡所致本病。该病在临床症状是浑身畏寒、怕风、出虚汗，活动关节疼痛，遇冷、遇风则疼痛症状加重；好着衣，严重的病人夏天穿棉衣。瑶医认为，"寒邪入骨"难治的原因是：妇女在月子里经过100天的自然恢复期，筋骨与腠理闭合在一起，把风湿寒邪包入体内，而不得排出，病邪长期滞留于体内，损坏腠理与筋骨组织，导致严重的筋骨病。

（2）情绪忧郁，容易引起肝气郁结，导致气血不畅，气血受滞容易造成营养流失，气血不能万化，体质更加虚弱，不慎风邪侵入，诸病入脉，筋脉不通，盈亏失衡导致本病。该病的临床症状是畏寒、怕风，活动关节疼痛，伴有麻木、抽搐、胀痛等。

（3）妇女在月子里禁止房事生活，过早过多房事则易导致伤阴、伤精、阴精两亏，加之妇女在产褥期经脉不利，筋骨空虚，三元失谐，气血不能万化，风邪可乘虚侵入，并且血虚生风，内外合邪，诸病入脉，筋脉不通，更甚者则引发痉病。该病的主要临床症状是浑身畏寒、怕风，关节疼痛，浑身沉重、无力，腰酸、困、疼，不耐疲劳，抽搐，甚者精神失常。另外，部分病人伴有风湿与类风湿疾病症状。

（4）好急躁之人，易生志火，多思多想之人暗耗阴血，前者志火可伤阴动内风，后者阴血暗耗生内热而至血燥。瑶医认为"血虚生风"，诸病入脉，筋脉不通，气血不能万化，也就是血不养筋骨导致的一种"风"，相当于类风症，具体临床症状是浑身各大小关节疼痛，头痛或者是局部性疼痛，有的病人伴有怕冷、怕风症状，天阴下雨浑身不适，浮肿，严重者可导致浑身水肿，长期治疗不当，可以导致严重的风湿疾病和类风湿疾病晚期。

【诊断依据】

（1）产妇新产后，产褥期一般约为6周。

（2）有接触冷水外感邪气或房事不节，产褥感染史。

（3）主症：浑身畏寒、怕风、出虚汗，好着衣，严重的病人夏天穿棉衣，或面色无华；唇色淡白，头晕眼花，心悸，失眠，手足发麻；或突然四肢抽搐，项背强直，甚则口噤不开，角弓反张；或发热持续不退，突然高热寒战；或小腹疼痛；或肢体关节酸楚、疼痛、麻木、重着，遇冷、遇风则疼痛症状加重；或血性恶露持续10天以上仍淋漓不尽等。

（4）兼症：倦怠乏力、少气懒言、口干、盗汗、潮热、便秘等。

【治疗原则】

本病以风亏打盈、祛因为要为主要治疗原则。产后风根据其不同表现，加以不同治疗。主要因外感寒、热、风、湿、瘴气、疫毒、蛊毒等而引发，加之妇人产后气血不足，津液亏虚，故应针对其病邪而选择性地用药以祛除病因，风亏打盈。在用药方面，以打药治疗盈症，以风药治疗亏症。另外，对部分盈症伴有一些亏虚者，可以适当配伍一些风药。

【治疗方法】

（一）内服方药

1. 亏显盈不著症

症状：产后浑身畏寒、怕风、出虚汗，好着衣，倦怠乏力，少气懒言，口干。

治则：益气补血。

方药：走马胎30克，马莲安20克，箭杆风20克，下山虎30克，一身保暖（结香）20克，独脚风20克，红杜仲20克，小钻20克，黄芩15克，茯苓18克，厚朴20克，当归18克，威灵仙25克。水煎服，每日1剂。

2.盈显亏不著症

症状：产后突然头昏眼花，不能起坐，气粗喘促，神昏口噤，两手握拳，牙关紧闭。

治则：行血逐瘀。

方药：防风15克，白芷20克，小钻30克，杜仲20克，大发散30克，地榆30克，当归18克，下山虎30克，牛大力30克，走马胎30克，小茴香20克，天麻20克，菊花18克。水煎服，每日1剂。

3.盈显亏亦显症

（1）产后痉病。

症状：产后失血过多，骤然发痉，头项强直，牙关紧闭，四肢抽搐，面色苍白。

治则：养血育阴，息风止痉。

方药：婆莫亮变（金缕半枫荷）、大钻（厚叶五味子）、小钻、歇紧衣垂（清风藤）、血风（走马胎）、红九牛（毛杜仲藤）、九层风（鸡血藤）、黄花倒水莲各15克。水煎服，每日1剂。

（2）产后风湿。

症状：产后全身关节酸痛，肢体麻木，全身不利，伴恶寒怕风。

治则：散寒除湿，温经通络。

方药：上山虎、下山虎、毛老虎、扁担藤、麻骨风、黄钻、铜钻、小钻（南五味子）、空桐树、血风（走马胎）各10克。热者加假连翘、白背桐各适量；寒者加杜仲适量。上药加猪骨头250克一起炖服，每日1剂。

（二）外治疗法

1.药浴疗法

方药一：大枫药、小肠风（大叶蒟）、酒饼藤、过江龙、天鹅风、樟木、血风（走马胎）、大血藤等72种瑶药，各50克，放水约50升煮30分钟。将药水倒于木桶中，先用水蒸气熏浴全身，待水温合适后，将身体泡于水中，要泡到脖子处。产妇自产后第3天开始沐药，整个产褥期一般沐药5次或6次。可用于治疗产后风（如产后腹痛、头痛、产后身痛、产后虚弱等）。

方药二：走马胎、血风藤、箭杆风、五加皮、上山虎、下山虎、过岗龙、甘松、泽泻、钩藤、九龙藤、泽兰、麻骨风各100克。水煎，外洗或浸泡，每日1剂。

2. 外洗疗法

石菖蒲、大钻、小钻、四方钻、独角风叶、白纸扇、穿破石、刺鸭脚木（罗伞）、松筋藤各适量。水煎外洗，每2日1剂。

3. 药棍点烧疗法

穴位选择阿是穴、三阴交、足三里、关元、涌泉、昆仑等，每日点烧1次。

4. 火针疗法

穴位选择阿是穴、三阴交、足三里、关元、涌泉、昆仑等，每日针刺1次。

5. 药罐疗法

将大小不同的竹罐在煮沸的药水锅内煮2～3分钟，取出并甩尽药水，然后迅速置于患处使吸住皮肤，7～10分钟后取下，以出现瘀斑或充血为度。每日或隔日1次，10次为一个疗程。疗程间隔3～5日。

药液制备：走马胎、一身保暖（结香）、艾叶、杜仲、防风、麻黄、木瓜、川椒、穿山甲、土鳖虫、羌活、苍术、独活、苏木、红花、桃仁、透骨草、千年健、海桐皮各10克，乳香、没药各5克。用布包加水煎煮而成。

6. 熏蒸疗法

取破油纸伞点燃，烟熏患者口鼻，治疗产后血晕，可使其神醒。

7. 熨法

葱热敷熨。取适量新鲜葱白，捣烂后置放铁锅内炒热，趁热取出，用布包裹，置患处贴敷。可治产后风由寒邪凝滞所致的小腹痛。

（三）民间验方

1. 内服方药

（1）十全大补（萝藦科黑蔓藤属假木通的全株）适量，水煎服，可通经活络、补血补气，适用于产后风之产后血虚，产后恶露不绝。另外，产后体虚甚者，可用十全大补30克，地榆、一保暖风（结香）叶、心叶紫金牛、红背菜、小韭菜根各50克，初啼的小公鸡1只（切块），同置锅中炒，加少许米酒、生姜，再加水煮2小时。服用时吃肉饮汁，每2～3日1剂，连服3～5剂。

（2）铜达且紧（老虎刺）、参亮（杉树）各15克。水煎，分2次服用，治疗产后风之恶露不绝。

（3）吓烈使（红毛毡）、旋夸亮（石斑）皮各30克。水煎服，并用旋夸亮（石斑）皮适量，水煎外洗。

2. 瑶医食疗

（1）培碰暧（益母草）鲜品60克，九层风（鸡血藤）30克。配鸡蛋煎服。可治疗产后风之腹痛。

（2）燕子尾根30克，黑心姜15克，米酒适量，与猪脚1只炖服，每日1剂。可治疗产后风之身痛。

（3）蒲黄10克，加米酒煎服。可治疗产后风之恶露不绝。

（4）小红钻、黄花倒水莲、走马风（红云草）各15克，配以鸡肉，水煎服，每日1剂。可用于产后保健。

（5）大补藤、血风（走马胎）、红背菜各12克。水煎取药液煮鸡蛋服，每日1剂，可治疗产后血虚。

【注意事项】

（1）居室宜寒温适宜，空气流畅，阳光充足。注意保暖，以防外感风寒或中暑。

（2）饮食宜清淡且富于营养，忌生冷辛辣肥腻之品。

（3）保持心情舒畅，切勿悲恐、抑郁太过。

（4）保持外阴清洁卫生，因急产或滞产疑有产道感染者，应进行预防性治疗。

（5）不宜力役劳作，以免耗伤气血。

（6）产后百日内，不宜行房，勿为房劳所伤。

第六节　勿上身（mx yaangh sin）/ 不孕症

【病名】

瑶医病名：勿上身（mx yaangh sin）。

中医病名：不孕症。

现代医学病名：不孕症。

【概述】

勿上身，瑶语病名为 mx yaangh sin，相当于中医的不孕症，是指女子婚后未避孕，有正常性生活或同居2年以上，而未受孕；或曾有过妊娠，而后未避孕又连续2年以上未受孕者（排除男方问题）。女性不孕症有先天生理缺陷的因素，也有后天病理变化的因素，常因肝郁、血虚、痰湿、肾虚、胞寒、血瘀等引起冲任失调，而难以摄精受孕。可见于现代医学的不孕症。

【病因病机】

肾虚、肝气郁结、痰湿内阻、瘀滞胞宫为导致本病发生的主要因素。

（1）肾主生殖，若先天禀赋不足，或房劳过度，或大病久病之后，机体亏损，盈亏失衡，影响气的万化功能，导致肾虚，为女性不孕的最主要原因。肾气虚，日久累积肾之阴阳，可导致命门火衰，冲任虚寒，而不能温煦胞宫，不能摄精成孕；或使得精血不足，冲任失养，不能濡养胞胎。

（2）忧郁恼怒、情怀不畅，则影响了肝的疏泄功能和气的万化功能，肝气不能调达，进而肝郁气滞，气血不畅，冲任失调，不能成孕。

（3）痰湿内阻：形体肥胖，或恣食肥甘厚腻，或劳倦伤脾，盈亏失衡，脾虚运化失常，痰湿内生，进而导致气机阻滞，而胞脉不畅，不能成孕。

（4）瘀滞胞宫：在感受寒热之邪后，气机不利，可致瘀阻胞宫。另外，经期、产后余血未净也会成瘀，瘀血为病理产物，又是致病因素，瘀血内阻，冲任不通，故不能成孕。

【诊断依据】

（一）诊断要点

（1）正常性生活2年以上，未采取任何避孕措施而未怀孕者，男方检查正常。

（2）有过1次或多次流产史。

（3）有月经不调、输卵管不通、子宫肌瘤、子宫息肉等子宫的病变史，卵巢功能障碍等病史。

（4）年龄较大（35岁以上）。

（5）神疲倦怠，腰膝酸软，手脚冰凉，月经量少或停经，头晕耳鸣，舌淡，脉细，等等。

（二）辅助检查

（1）第二性征发育。

（2）检查项目：基础体温测量、B超、子宫输卵管碘油造影、抗精子抗体（AsAb）、抗子宫内膜抗体（EMAb）。

【治疗原则】

本病重在补益肾气，条达肝气，疏经通络，除痰逐瘀，故治疗原则应以祛因为要、风亏打盈、治求专方为主。盈则打，打则消，以打药治疗盈症，祛除痰瘀等致病因素，使邪去而胞脉通畅；亏则补，对于亏症之肾气、肾阴、肾阴亏虚者，以风药补之，使得肾气盛，精血充，胞宫能正常温煦而治疗不孕。

【治疗方法】

（一）内服方药

1. 盈显亏不著症

症状：输卵管不通。

治则：清热解毒，活血祛瘀，健脾利湿。

方药：金樱根白背桐汤（金樱根20克，白背桐20克，黄花倒水莲15克，海龙15克，海马15克）。水煎服，每日1剂。

2. 亏显盈不著症

症状：久婚不孕，月经不调或停闭，经量或多或少，头晕耳鸣，腰酸膝软，精神疲乏。

治则：补益气血，健脾利湿，活血调经。

方药：黄钻倒水莲汤〔黄钻（梨叶悬钩子的根茎、藤茎）25克，黄花倒水莲25克，一身保暖（结香）15克，牛大力15克，马莲鞍10克〕。水煎服，每日1剂。

3. 盈显亏亦显症

（1）血瘀。

症状：久婚不孕，月经多错后或正常，行经腹痛或呈进行性加剧，月经色紫暗有血块，块下痛减。

治则：补血行血，通经活络，凉血调经。

方药：土当归九龙根汤〔土当归20克，九龙根20克，梅花钻（大红钻）15克，元宝草15克，益母草15克，一匹绸10克〕。水煎服，每日1剂。

（2）痰湿。

症状：久婚不孕，形体肥胖，月经常错后，带下量多、色白质黏无臭。

治则：活血调经，利湿活络。

方药：矮地茶天冬汤〔矮地茶20克、天冬20克、一身保暖（结香）20克、月季花（月月红）15克、日日枝花15克、红丝线15克、鸡穿裤（仙鹤草）15克、九层风（鸡血藤）10克〕。水煎服，每日1剂。

（二）外治疗法

刺血疗法：取尺泽、曲泽、三阴交、阴陵泉、腰俞穴位，直刺出血，可治疗不孕症。

（三）民间验方

（1）瑶族人民常以富含蛋白质的动物来配制扶正补虚的药膳，可辅助因虚而不孕者的治疗。

（2）羊肉、麻雀肉、鲜嫩益母草、黑豆配合煮食，可治疗宫寒不孕。

【注意事项】

（1）要保持平和的心态。

（2）注意增加营养，加强锻炼。

（3）保持正常的体重。

（4）不要过量饮用含有咖啡因高的饮品。

第四章　儿科病

第一节　坳冷透（guh nguaz gorm）/ 小儿感冒

【病名】

瑶医病名：坳冷透（guh nguaz gorm）。

中医病名：小儿感冒。

现代中医病名：急性上呼吸道感染、流行性感冒。

【概述】

坳冷透，瑶语病名为 guh nguaz gorm，相当于中医的小儿感冒，是小儿时期常见的外感性疾病之一，多由感受风邪所致，临床以发热、畏寒、鼻塞、流涕、咳嗽、头痛、身痛为常见症状。本病一年四季均可发生，冬、春季发病率较高。瑶医将小儿感冒分为干症、装症和成鞭瘟（流行性感冒），其中普通干症、装症为受风邪所致，一般病邪轻浅，以肺系症状为主，不造成流行；成鞭瘟为感受瘟热时邪病毒所致，病邪较重，具有流行特征。可见于现代医学的急性上呼吸道感染、流行性感冒。

【病因病机】

本病多由气温忽冷忽热、机体感受外邪引起，通过全身筋脉散播、传变，侵袭人体上部汞（肺），肺卫不固。小儿为纯阳之体，心肝有余，感受外邪之后，易从热化，日久热从化火化，肝风内动上扰心；肺为娇脏，外邪侵肺，肺失宣降，筋脉阻滞，水液不布，停滞于肺，聚湿成痰；脾常不足，脾胃感受外邪则运纳失常，食滞，致脾气不升，胃气不降。机体盈亏失衡出现发热、畏寒、鼻塞、流涕、咳嗽、头痛、身痛、呕吐，进而发为感冒。

小儿干症、装症的病因有外感因素和正虚因素。外感因素为感受外邪，以风邪为主，常兼杂寒、热、暑、湿、燥等，亦有感受时行疫毒所致。外邪侵犯人体，是否发病，还与正气之强弱有关，当小儿卫外功能减弱时，遭遇外邪侵袭，则易于感邪发病。

小儿干症、装症的病变脏腑在肺，随病情变化，可累及肝脾；外邪经口鼻或皮毛侵犯肺卫。肺司呼吸，外合皮毛，主腠理开合，开窍于鼻。皮毛开合失司，卫阳被遏，故恶寒发热，头痛身痛。咽喉为肺之门户，外邪上受，可见鼻塞流涕，咽喉红肿；肺失清肃，则见喷嚏咳嗽。风为百病之长，风邪常兼夹寒、热、暑、湿等病因为患，病理演变上可见兼夹热邪的风热症、兼夹寒邪的风寒症及兼夹暑湿的湿困中焦等症。

肺脏受邪，失于清肃，津液凝聚为痰，壅结咽喉，阻于气道，加剧咳嗽，此即感冒夹痰。小儿脾功能常不足，感受外邪后往往影响中焦气机，减弱运化功能，致乳食停积不化，阻滞中焦，出现脘腹胀满、不思乳食或伴呕吐、泄泻，此即感冒夹滞。小儿神气怯弱，感邪之后热扰肝经，易导致心神不宁，生痰动风，出现一时性惊厥，此即感冒夹惊。

瑶医认为，小儿干症、装症多为盈症，可根据症状将其分为风寒型、风热型、时行型三种类型。

【诊断依据】

（一）诊断要点

本病发病率占儿科疾病首位，可发生于任何年龄的小儿，以婴幼儿时期最为多见。一年四季均可发病，以冬、春季多见，在季节变换、气候骤变时发病率高。小儿患感冒，因其生理、病理特点，易于出现夹痰、夹滞、夹惊的兼夹症。临床上感冒常以发热恶寒、头痛鼻塞、流涕咳嗽、喷嚏为特征，可伴呕吐、腹泻，或发生高热惊厥。

（1）四季均有，多见于冬、春季，常因气候骤变而发病。

（2）以恶寒发热、鼻塞流涕、喷嚏咳嗽或有咽红咽痛，脉浮或指纹浮紫为主要症候。

（3）兼症：头痛身痛，咽红，口渴，食欲不振，呕吐，喉间痰鸣，神疲乏力，腹痛泄泻，哭叫，舌淡苔薄，脉浮紧或数，指纹浮紫。

（4）全身症状重，呈流行性者为时行感冒。

（二）特色诊法

（1）目诊：黑睛的颜色深浅与疾病有着密切的关系，颜色越浅表明病情越轻浅。如果黑睛的颜色变浅、变淡，表明身体有慢性的、轻浅的炎症，如感冒、慢性咽喉炎、皮肤病等。

（2）甲诊：甲床发青者，提示寒症、瘀血、痛症、惊厥。甲床红赤者，提示气血热症，高热血管扩张。红赤见润者，提示病短，热未伤阴或伤阴未重。红赤枯槁无泽者，提示病程长，热已伤阴或伤阴已重。红紫光泽者，提示热毒较深、气血郁滞，病情尚轻。红紫而暗少泽者，提示病程长，热毒伤阴、气血瘀滞。

三、辅助检查

（1）血常规检查可见白细胞总数正常或减少，中性粒细胞减少，淋巴细胞相对增多，单核细胞增多。

（2）咳嗽频繁者，做胸部X射线检查。

【治疗原则】

本病以祛因为要、风亏打盈为主要治疗原则。本病以感受外邪为主要致病因素，治疗上必须将积聚于体内的邪气祛除外出，病气盈则满，满则溢，溢则病。治疗上可选择相应的打药祛风散邪，寒邪盛则疏风散寒，热邪盛则要发汗解表，痰湿食滞者则要导滞开结。

【治疗方法】

（一）内服方药

1. 装症

症状：恶寒发热，无汗，头痛，鼻塞流涕，喷嚏，咳嗽，喉痒，舌偏淡、苔薄白，脉浮紧。

治则：辛温解表。

方药：金耳环5克，过山风5克，荆芥10克，防风10克，薄荷6克，茯苓10克，柴胡5克，前胡6克，桔梗6克，川芎6克，枳壳6克，羌活5克，甘草3克，葱白5克。水煎服，每日1剂。

2. 干症

症状：发热重，恶风，有汗或无汗，头痛，鼻塞流脓涕，喷嚏，咳嗽，痰黄黏，咽红或肿，口干而渴，舌质红，舌苔薄白或黄，脉浮数。

治则：辛凉解表。

方药：刺莲3克，蝉蜕3克，薄荷6克，杏仁3克，川贝母3克，青蛙腿6克，地龙3克，罗汉果1/4个。水煎服，每日1剂。

3. 时行型

症状：全身症状较重，壮热嗜睡，汗出热不解，目赤咽红，肌肉酸痛，或有恶心呕吐，或见疹点散布，舌红苔黄，脉数。

治则：疏风清热，解毒祛疹。

方药：半边莲5克，田基黄5克，连翘10克，金银花10克，板蓝根5克，山栀子5克，黄芩5克，桔梗5克，薄荷5克，竹叶5克，芥穗5克，羌活5克，淡豆豉5克，牛蒡子5克，玄参5克，甘草3克。水煎服，每日1剂。本方多为入肺之药，取轻清者，勿过煎，过煎则味厚而入中焦；病重者，约每2小时服用1次，每日白天服用3次、夜服用1次；轻者每3小时服1次，每日白天服2次、夜服1次；病不解者，作再服。

（二）外治疗法

1. 药浴疗法

功劳叶25克，防风25克，生姜150克，艾叶250克。将上药洗净捣烂，再把生姜放入热水中捣烂，洗浴全身。每日1次，每日1剂。浴后用大浴巾裹全身10分钟，然后拭干。专治小儿风寒感冒。

2. 刺血疗法

用三棱针于肺俞、大椎、鱼际、商阳穴位处点刺放血泄热。

3. 拔罐或走罐疗法

在背部膀胱经走罐拔罐，引邪外出。

4. 滚蛋疗法

取葱白、艾叶、生姜各适量（或用路路通20克、艾叶20克），鸡蛋2个（煮熟去壳）。上药加水750～1000毫升煮鸡蛋。取煮好的温热蛋1个趁热在患儿头部、额部、颈部、胸部、背部、脐部、肘窝、腋窝等处和手足心依次反复滚动热熨直至微寒为止。蛋凉后更换，2个蛋轮流使用。滚蛋后令患儿盖被静卧即可。主治小儿感冒伴高热。

（三）民间验方

（1）六月雪、墨旱莲各6～10克。水煎服，每日1剂。另外，在小儿高热时亦可用此方大剂量水煎，调盐洗澡。

（2）救必应、野六谷根、厚朴各6～9克。水煎服，每日1剂。同时，用陶针刺足三里、中级、百会、印堂等穴位，适用于小儿高热。

（3）瑶医食疗。

①可将鸡屎叶与事先泡过的糯米一同打成糊状，用布袋装好吊起，5～10小时水滴干后，将布袋内的浆渣做成数块直径约5厘米大小的饼面，用油煎熟即可食用。此饼能祛风活血、利湿消积、止痛、解毒，常食此饼，可治跌打瘀痛，有利于本病的治疗。

②香枫叶、黄姜汁蒸糯米饭，食用可行气健脾、顺气润肺。

③鲜生含服法：鲜板蓝根、鱼腥草叶各适量，共捣烂放入碗中加适量白糖调味

内服，每日2次，连服2～3日。

【注意事项】

（1）注意气候变化，及时增减衣服，避免衣、帽、被过厚；在感冒流行季节，避免到公共场所。

（2）感冒时，避免食用过燥、过冷或肥甘厚味之品，禁食生冷、辛辣等刺激性食物，少食肥肉；忌食鹅肉、母猪肉、海鲜、菠萝、葱等发物，以免病情加重或迁延不愈。

（3）宜食清淡易于消化的食物。多饮开水，多食富含维生素的蔬菜、水果。

（4）按时服药、监测体温。

第二节　小儿虾症（hnopv baengc 或 ha baengc）/ 小儿咳嗽

【病名】

瑶医病名：小儿虾症（hnopv baengc 或 ha baengc）。

中医病名：小儿咳嗽。

现代医学病名：气管炎、支气管炎。

【概述】

小儿虾症，瑶语病名为 hnopv baengc 或 ha baengc，相当于中医的小儿咳嗽，以感受外邪或脏腑功能失调，影响肺的正常宣肃功能，造成肺气上逆作咳、咯吐痰涎为主要临床特征的一类疾病。小儿咳嗽在临床上发病率较高，冬、春季节及寒温不调之时尤为多见，多发生于幼儿，是小儿肺系疾患中常见的一组病症。可见于现代医学的气管炎、支气管炎等呼吸系统疾病。

【病因病机】

本病病因主要是感受外邪（以风邪为主），肺脾虚弱是其内因。病位主要在肺脾。小儿冷暖不知自调，风邪致病，首犯肺卫。肺主气，司呼吸，肺为邪侵，壅阻肺络，气机不宜，肃降失司，肺气上逆，则为咳嗽。风为百病之长，常夹寒夹热，而致临床有风寒、风热的区别，瑶医有盈症和亏症的区别。

【诊断依据】

（一）诊断要点

（1）以咳嗽为主要症状，多继发于感冒之后，常因气候变化而发生。

（2）多发于冬、春季。

（3）肺部听诊两肺呼吸音粗糙，或可闻及干啰音或粗大湿啰音。

（二）特色诊法

指纹诊：患者指纹浮紫呈痰热之象。

（三）辅助检查

X射线摄片或透视检查，显示肺纹理增粗。

【治疗原则】

本病主要以祛因为要、风亏打盈为治疗原则，可选择相应的打药，祛风散邪。寒邪盛则疏风散寒、热邪盛则要辛凉解表。另外，邪实阴伤者，以风亏打盈为主，用风药滋阴、打药祛邪，使机体盈亏平衡、三元和谐。

【治疗方法】

（一）内服方药

1. 盈症

（1）小儿风干成虾（湿热症）。

症状：咳嗽不爽，痰黄黏稠，不易咯出，口渴咽痛，鼻流浊涕，伴有发热头痛，恶风、微汗出，舌质红、苔薄黄，脉浮数，指纹红紫。

治则：疏风肃肺。

方药：金沸草散加减（金沸草10克，前胡5克，荆芥10克，细辛3克，半夏5克，茯苓10克）。若寒邪较重，加炙麻黄辛温宣肺；咳甚加杏仁、桔梗、枇杷叶止咳下气；痰多加橘皮化痰理气。水煎服，每日1剂。

（2）小儿风干成虾（痰盛症）。

症状：咳嗽痰黄，稠黏难咯，面红唇赤，口苦作渴，或有发热，烦躁不宁，尿少色黄，舌红苔黄腻、脉滑数，指纹色紫。

治则：清肺化痰。

方药：大铁扫把5克，桑白皮10克，前胡5克，瓜蒌皮5克，葶苈子3克，茯苓10克，浙贝母5克，车前子5克，黄芩5克，鱼腥草5克，甘草3克。若痰多色黄，稠黏咯吐不爽加竹沥、胆南星、海浮石以清肺化痰；胸胁疼痛者，加郁金、川楝子以理气通络；心烦口渴者，加山栀子、黄连、竹叶以清心除烦。水煎服，每日1剂。

2. 亏症

（1）阴虚型。

症状：干咳无痰，或痰少而黏，不易咯出，口渴咽干，喉痒声嘶，手足心热，或咳嗽带血，午后潮热，舌红苔少，脉细数。

治则：滋阴润肺，兼清余热。

方药：五层风10克，南沙参10克，麦门冬5克，玉竹5克，天花粉5克，生扁豆5克，桑叶5克，生甘草3克。咳嗽痰黏者，加川贝母、炙枇杷叶、海浮石以豁痰止咳；咳甚痰中带血者，加白茅根、藕节炭、蛤粉、炒阿胶以清肺止咳；阴虚发热者，加地骨皮、白薇、生地黄、石斛以养阴清热。水煎服，每日1剂。

（2）气虚型。

症状：咳而无力，痰白清稀，面色苍白，气短懒言，语声低微，喜温畏寒，体虚多汗，舌质淡嫩，脉细弱。

治则：健脾补肺，益气化湿。

方药：一身保暖（结香）10克，不出林5克，党参10克，白术5克，茯苓10克，陈皮5克，半夏3克，甘草3克。气虚甚者，加黄芪、黄精以益气补虚；汗出形寒者，加生姜、大枣以调和营卫；咳甚痰多者，加杏仁、川贝母、炙枇杷叶以化痰止咳；纳呆者，加焦山楂、神曲以和胃导滞。水煎服，每日1剂。

（二）外治疗法

丁香3克，肉桂3克。上药共研为末，以温水调和贴敷肺俞穴，用医用胶布固定。每日换1次。治气虚咳嗽。

【注意事项】

（1）病室内应注意通风，保持空气新鲜，以温度18～22℃、空气相对湿度50%～70%为佳。

（2）避免接触尘埃、油漆、香水、喷雾剂、皮毛、花粉、油烟和煤烟等对呼吸道有刺激之物。

（3）定时翻身拍背及转换体位，以利排痰。

（4）饮食宜清淡富有营养、易于消化，多饮水。

（5）密切观察病情，发热患儿应监测体温。

（6）加强防护意识，适当增加户外活动，加强身体锻炼，增强体质，注意防止感冒。

第三节　小儿虾紧（huqv hah hngiaau）/ 小儿哮喘

【病名】

瑶医病名：小儿虾紧（huqv hah hngiaau）。

中医病名：小儿哮喘。

现代医学病名：支气管哮喘。

【概述】

小儿虾紧，瑶语病名为 huqv hah hngiaau，相当于中医的小儿哮喘，是以反复发作的哮鸣气促，呼气延长，严重者不能平卧为主要临床特征的一类疾病。本病发作有明显的季节性，以冬季及气温多变季节发作为主，病患年龄以1～6岁多见，多在3岁以内起病。本病有明显的遗传倾向，起病愈早遗传倾向愈明显，大部分的发病诱因为呼吸道感染。可见于现代医学的支气管哮喘等呼吸系统疾病。

【病因病机】

本病病因很多，与外感、遗传、过敏体质、饮食、环境、年龄、情志、劳逸等因素均有关系。主要症状为突然发病，发作之前多有喷嚏、咳嗽等先兆症状。发作时不能平卧，烦躁不安，气急，气喘。一般有诱发因素，如气候转变、受凉、受热或接触某些过敏原。有婴儿期湿疹史或家族哮喘史。

病位主要在肺，其主要发病机制为痰饮内伏，遇外来因素感触而发，反复不已。发作时，痰随气升，气因痰阻，相互搏结，阻塞气道，气机升降不利，以致呼气不畅，气息喘促，咽喉哮吼痰鸣。邪蕴肺络，肺气壅塞不畅，胸部窒闷。肺气不宣，致心血瘀阻，可致肢端、颜面出现发绀。严重时邪盛正衰，气阳外脱，可见额汗、肢冷、面色白、脉微等喘脱危候。

【诊断依据】

（一）诊断要点

（1）常突然发病，发作时不能平卧，烦躁不安，气急，气喘。

（2）有明显诱发因素，如气候转变或接触某些过敏原。

（3）有婴儿期湿疹史或家族哮喘史。

（4）肺部听诊，两肺满布哮鸣音，呼气延长。哮喘如有继发感染或为哮喘性支气管炎，可闻及粗大湿啰音。

（二）特色诊法

目诊：白睛诊断疾病，是根据白睛相应区域内血管形、色、态等，来判断疾病的性质。哮喘患儿由于血液供氧不足而造成侧支循环的建立，同时长期哮喘，导致血管破裂、散乱等。白睛可见蜘蛛网状血管，提示患者有风痰、有瘀。

（三）辅助检查

（1）血象检查：一般情况下，支气管哮喘患儿的外周血常规检查可见白细胞总数正常，嗜酸性粒细胞可增多；伴肺部感染时，白细胞总数及中性粒细胞可增多。

（2）胸部X射线检查：可见肺过度充气，透明度增高，肺纹理增多；伴肺部感染时可见肺部的小片状阴影。

（3）肺功能检查：可见气道阻力增加，或支气管激发试验呈阳性、支气管舒张试验呈阳性。

【治疗原则】

本病以祛因为要、风亏打盈、捉母擒子为主要治疗原则。夙痰为本病主要根源，所以在治疗上以祛因为要为主。由于本病在长期反复发作的过程中，容易对机体造成伤害，日久成痨，因此，在发作的时候应注意缓解喘息、祛痰，以打盈为主，而平时则注意风亏、祛痰，故捉母擒子、风亏打盈亦为治疗的主要原则。

【治疗方法】

（一）内服方药

1. 盈症（发作期）

（1）寒性哮喘。

症状：咳嗽气喘，喉间有痰鸣音，痰多白沫，形寒肢冷，鼻流清涕，面色淡白，恶寒无汗，舌淡红、苔白滑，脉浮滑。

治则：温肺散寒，化痰定喘。

方药：金耳环10克，一身保暖（结香）5克，麻黄3克，桂枝5克，细辛3克，干姜3克，白芥子3克，苏子5克，莱菔子5克，白芍5克，五味子5克。咳甚者，加紫菀、款冬花以化痰止咳；哮吼甚者，加地龙、僵蚕以化痰解痉；气逆者，加代赭石以降气；便秘者，加全瓜蒌以通腑涤痰。水煎服，每日1剂。

（2）热性哮喘。

症状：咳嗽哮喘，声高息涌，咯痰稠黄，喉间哮吼痰鸣，胸膈满闷，身热，面赤，口干，咽红，尿黄便秘，舌质红，舌苔黄腻，脉滑数。

治则：清肺化痰，止咳平喘。

方药：水杨梅10克，金耳环10克，鱼腥草5克，麻黄3克，生石膏10克，杏仁5克，葶苈子5克，桑白皮5克，苏子5克，生甘草3克。喘急者，加地龙、胆南星以涤痰平喘；痰多者，加天竺黄、竹沥以豁痰降气；热重者，加虎杖、山栀子以清热解毒；便秘者，加全瓜蒌、大黄以通腑。水煎服，每日1剂。

（3）外寒内热哮喘。

症状：恶寒发热，鼻塞喷嚏，流清涕，咯痰黏稠色黄，口渴引饮，大便干结，舌红，舌苔薄白，脉滑数。

治则：解表清里，定喘止咳。

方药：金锁匙10克，五层风（葛根）5克，鸟不站（鹰不扑）5克，麻黄3克，桂枝5克，生姜3克，生石膏10克，白芍5克，五味子5克，山菠萝5克，大铁扫把5克，生甘草3克。热重者，加黄芩、鱼腥草以清肺热；哮吼甚者，加射干、桑白皮以泄肺热；痰热明显者，加地龙、僵蚕、黛蛤散、竹沥以清化痰热。水煎服，每日1剂。

2. 亏症（缓解期）

（1）气虚哮喘。

症状：气短多汗，咳嗽无力，常见感冒，神疲乏力，形瘦食欲缺乏，面色苍白，便溏，舌淡，舌苔薄白，脉细软。

治法：健脾益气，补肺固表。

方药：一身保暖（结香）10克，不出林10克，人参3克，五味子10克，白术10克，茯苓5克，黄芪8克，防风10克，甘草3克，百部10克，橘红10克。汗出甚者，加煅龙骨15克、煅牡蛎10克以固涩止汗；痰多者，加半夏3克、天竺黄5克以化痰；纳谷不香，加神曲10克、谷芽10克以消食助运；腹胀者，加木香3克、枳壳3克以理气；便溏者，加山药、扁豆以健脾。水煎服，每日1剂。

（2）阴虚哮喘。

症状：面色潮红，咳嗽时作，甚而咯血，夜间盗汗，消瘦气短，手足心热，夜尿多，舌红，舌苔花剥，脉细数。

治法：养阴清热，补益肺肾。

方药：五层风10克，南沙参10克，麦门冬5克，玉竹5克，熟地黄10克，枸杞子15克，山药10克，五味子5克，百合5克，生甘草3克。盗汗甚者，加知母、黄柏、瘪桃干以清热敛汗；夜间呛咳者，加百部、北沙参以养阴止咳；咯痰带血者，加阿胶、白芍以养阴止血；阴虚发热者，加地骨皮、白薇、生地黄、石斛以养阴清热。水煎服，每日1剂。

（二）外治疗法

1. 熨法

石菖蒲、生姜、葱白各适量，艾叶1把。上药共捣烂炒热，用布包裹趁热贴敷肺俞穴，可治疗阴虚寒性哮喘。

2. 药衣法

白檀香、羚羊角、沉香各15克，白芷、马兜铃、木鳖仁、甘松、升麻、血竭、丁皮、麝香、艾绒各适量。麝香另研，艾绒另捣碎，余药共研细末，拌入麝香和匀，最后入艾绒调拌，做成背心，令患者穿用。

3. 刺血疗法

择太阳穴、尺泽穴、鱼际穴、丰隆穴、阳交穴直刺出血，再反复挤血、抹血，直至难挤出血为止。

【注意事项】

（1）重视预防，避免各种诱发因素，适当进行体格锻炼，增强体质。

（2）确定患者复发本病的病因和反应原，尽可能避免或减少与诱发因素的接触，以预防本病的发作和症状加重。

（3）注意气候影响，做好防寒保暖工作，冬季外出应戴口罩。尤其气候转变或换季时，要预防感冒诱发哮喘。有外感病证要及时治疗。

（4）居室宜空气流通，阳光充足，冬季要和暖，夏季要凉爽通风；避免接触特殊气味。

（5）饮食宜清淡且富有营养，忌食生冷油腻、辛辣酸甜及海鲜鱼虾等可能引起过敏的食物，以免诱发哮喘或使痰湿加重。

（6）注意心率、脉象变化，防止哮喘大发作产生。

第四节　喉豆疮（ziangh hoh）/ 乳蛾、喉蛾、蚕蛾

【病名】

瑶医病名：喉豆疮（ziangh hoh）。

中医病名：乳蛾、喉蛾、蚕蛾。

现代医学病名：扁桃体炎。

【概述】

喉豆疮，瑶语病名为 ziangh hoh，相当于中医的乳蛾、喉蛾、蚕蛾，是以咽部喉核（腭扁桃体）肿大或伴有红、肿、痛，甚至溃烂、咽痒不适为主要临床特征的一类疾病，是小儿的常见病和多发病。本病一年四季均可发生，症状轻重不一，与年龄、病原体和机体抵抗力不同有关。可见于现代医学的扁桃体炎等呼吸系统疾病。

【病因病机】

本病多由外感风热、痧瘴毒邪或内伤痨症引起。由于风热毒邪或痧气、瘴气侵犯人体后，邪气积聚于体内，人与天、地三元不相和谐，邪气入脉，窜行于全身，上犯人体上部汞（肺），而咽喉为肺胃之门户，毒邪侵犯汞（肺）或素体幼（胃）热盛，致使汞（肺）幼（胃）盈亏失衡，咽喉首当其冲，毒邪上攻，搏结于咽喉，而发本病。

若毒邪侵犯汞（肺），则循大筋脉上逆，搏结于喉，导致喉核赤肿疼痛；若风热毒邪侵犯汞（肺）失治，毒邪由大筋脉逐渐深入小筋脉，或素体肺胃热盛，复感毒邪，循大、小筋脉上攻，搏结于喉核，热毒炽盛，故见喉核化脓溃烂。若风热毒邪搏结或热毒炽盛致使肺胃阴虚，脏腑亏则虚，虚则损，损则病，则见喉核肿大、日久不消。

【诊断依据】

（一）诊断要点

（1）以咽痛、吞咽困难为主要表现。发病急者，咽部剧烈疼痛，痛连耳窍，吞咽时疼痛加剧；重者可见恶寒、高热、头身疼痛、咳嗽、鼻塞流涕等；病久不愈者，咽干痒，吞咽不利，咽部有异物感或咽痛、发热且反复发作。

（2）咽部检查可见喉核肿大，状如乳头或蚕蛾，喉核上可见黄白色脓点，甚者喉核表面脓点融合片如伪膜，不超出喉核，且易拭去，或伴红肿热痛，咽痒不适，重者咽喉梗阻，喉核化脓溃烂。迁延日久可见喉关暗红，喉核肥大或触之石硬，表面凹凸不平，色暗红，上有白星点，挤压喉核，有白色腐物自喉核隐窝口溢出。

（二）辅助检查

急性发病及部分慢性发病者可见血白细胞总数及中性粒细胞增多。

【治疗原则】

本病以祛因为要、风亏盈打为主要治疗原则。

【治疗方法】

属盈症者，以疏风散邪、泄热逐邪、穿经走脉为主要治法；外感湿热毒邪积聚于体内者，宜通过疏散风邪，清热解毒，疏通筋脉，调节人体盈亏使之平衡。盈则满，满则溢，溢则病。盈则消之，则采用疏散风邪、清热解毒、疏通筋脉的打药内服、外洗；外治法则用刮痧、熏蒸、等疗法。通则调，调则病愈。属亏症者，脾肾亏则虚，虚则损，损则病。亏则补之，则采用补气益元的风药治疗。兼多应杂则用风药、打药相兼治疗。

【治疗方法】

（一）内服方药

1. 盈症（发作期）

症状：恶寒、发热，头身疼痛，咳嗽，鼻塞流涕，咽喉肿痛，喉核红肿、状如乳头或蚕蛾，喉核上可见黄白色脓点，甚者喉核表面脓点融合片如伪膜，不超出喉核，且易拭去，舌红、苔薄黄，脉浮数。

治则：疏风散邪，清热解毒。

方药：金银花15克，火炭母15克，一点红15克，山栀子7～15克，桔梗5～10克。水煎服，每日1剂。

2. 亏症（缓解期）

症状：喉关暗红，喉核肥大或触之石硬、表面凹凸不平、色暗红、上有白星点，挤压喉核，有白色腐物自喉核隐窝口溢出。

治则：疏通筋脉，补气益元。

方药：金银花7～15克，蒲公英10～15克，青天葵5～10克，犁头草7～15克，野菊花7～15克，板蓝根7～15克。水煎服，每日1剂。

（二）外治疗法

1. 瑶医药榻疗法

让病人安卧于铺有清凉解表药物的床上，通过长时间体表的接触及闻及药榻上外溢的药味，达到治疗疾病的目的。

2. 瑶医药垫法

将清凉解表的药物研成细粉加入材料制成垫子，让患者接触使用药垫以治疗疾病。

3. 瑶医食疗

（1）可将鸡屎叶与事先泡过的糯米一同打成糊状，用布袋装好后吊起，5～10小时水滴干后，将布袋内的浆渣做成数块直径约5厘米大小的饼面，用油煎熟即可食用。此饼有祛风活血、利湿消积、止痛、解毒的作用，利于本病的治疗。

（2）用先白茅根一小把，鲜南板蓝根叶3张，鱼腥草10张，共捣烂放入碗中，加适量白糖调味，过滤去渣，早、晚分2次服用，连服3～5日。

（3）石亮（倒吊笔）叶10克。水煎服，每日1剂。

（4）赖撒（裂叶秋海棠）全株15克。捣烂调醋含服。

（5）鸭灶咪使（柳叶牛膝）5克，竹叶风（大罗伞）12克，仇公亮（毛冬青）

12克，白解15克。水煎服，每日1剂。

（6）千层纸5克，金果榄7～15克。水煎服，每日1剂。

【注意事项】

（1）注意口腔卫生，每日多次以淡盐水含漱，积极防治龋齿。

（2）注意锻炼身体，增强抗病能力，避免疾病反复发作。

（3）积极防治感冒。

（4）清淡饮食，避免食用辛辣、坚硬、刺激之品，多食瓜果蔬菜，多饮水；忌食鹅肉、母猪肉、海鲜、菠萝、葱等发物，以免病情加重或迁延不愈。

（5）及时彻底治愈本病，防止病情迁延或并发其他疾病。

第五节　坳泵衅（uh nguaz pom gorm）/ 肺炎喘嗽

【病名】

瑶医病名：坳泵衅（uh nguaz pom gorm）。

中医病名：肺炎喘嗽。

现代医学病名：小儿肺炎。

【概述】

坳泵衅，瑶语病名为 uh nguaz pom gorm，相当于中医的肺炎喘嗽，是以发热、咳嗽、喘急、鼻翕动为主要临床特征的一类疾病。本病好发于婴幼儿，一年四季均可发病，尤其好发于冬、春季。如早期及时治疗，预后良好；若病情重或失治误治，可发生心阳虚衰和内陷厥阴的变证，甚至死亡。患儿年龄小，素体虚弱，常反复发作，迁延难愈。可见于现代医学的小儿肺炎等呼吸系统疾病。

【病因病机】

本病常在气候反常骤变之时，人体虚弱，感受风寒热毒之邪后，外邪乘虚而入，通过人体全身筋脉散播，气血运行不畅，凝滞于大筋脉，筋脉闭阻，毒邪停于人体上部汞（肺），肺宣发肃降失常，致使人体盈亏失衡，发为肺炎。或先遭其他热毒之邪、热毒犯肺或在病变过程中复感外邪，毒邪由大筋脉逐渐进入小筋脉，毒邪闭肺，肺宣发肃降失常，人体盈亏失衡，发为肺炎。毒邪闭肺初期失治误治，或毒邪过盛，或先天禀赋不足、素体差均可致热毒之邪不祛，热毒炽盛，闭阻于肺；或热毒灼伤津液成痰，热痰闭阻于肺，病情进一步发展可变证为心阳虚衰和邪厥阴。经治疗后毒邪已去大半或毒邪全祛，但机体虚不受损可导致正虚邪恋。

【诊断依据】

（一）诊断要点

（1）本病起病急、轻者发热，咳嗽，喉间痰多；重者呼吸急促，鼻翼翕动甚至烦躁不安，面色苍白，唇爪青紫，四肢不温或厥冷，短期内肝脏增大。或壮热不已，神昏谵语，四肢抽搐。对于新生儿至小婴儿、素体阳气不足者，上述症候可不典型。

（2）肺部听诊可闻及固定细湿啰音。

（二）特色诊法

（1）舌诊：舌红苔白或黄厚腻，或舌红苔少而干，或舌苔花剥；脉数；指纹青紫。

（2）目诊：有视力减弱或视物模糊的症状。高烧时患儿眼睑皮肤可出现疱疹或红肿，容易并发急性结膜炎，从而出现眼睑水肿，结膜明显充血和水肿，流泪、眼屎增多等现象。身体抵抗力较低弱的患者，往往发生结膜干燥。另外，大叶性肺炎严重时可出现轻度或中度巩膜黄疸。

（三）辅助检查

（1）血象检查：外周血象检查有助于诊断，若为细菌性肺炎，则白细胞总数和中性粒细胞增多，甚至可见细胞核左移，细胞质中可见中毒颗粒；若为病毒性肺炎，则白细胞总数正常或减少，有时可见异性淋巴细胞。

（2）胸部X射线检查：可见小片状、斑片状阴影，或见不均匀的大片阴影。

【治疗原则】

本病以祛因为要、风打亏盈为主要治疗原则。本病的致病因素主要为外感毒邪及内伤痨症。风邪在大筋脉则有针对性地祛风散邪，启关透窍；热毒逐渐深入小筋脉则要泄热逐邪；热痰闭肺则要导滞开结。可相应地选择打药，将人体的毒邪排出体内，调节人体盈亏使之平衡，内伤痨症脏腑亏虚则要补气益元，可相应地选择风药。

主要治法为祛风散邪法、启关透窍法、泄热逐邪法、导滞开结法、补气益元法、兼多应杂法。

【治疗方法】

（一）内服方药

症状：起病急，轻者发热，咳嗽，喉间痰多，重者呼吸急促，鼻翼翕动，甚至烦躁不安，面色苍白，唇爪青紫，四肢不温或厥冷，短期内肝脏增大。或壮热不已，神昏谵语，四肢抽搐。舌红苔白或黄厚腻，或舌红、苔少而干，或舌苔花剥，脉数，指纹青紫。对于新生儿至小婴儿、素体阳气不足者，上述症候可不典型。

治则：祛风散邪，启关透窍。

方药一：五皮荆、萤火虫花、车前草各5克。如发热不退，加犁头草、半边莲各5克。水煎服，每日1剂。

方药二：处方鸭灶咪使（柳叶牛膝）、鱼腥草、朋居咪（旱田草）各10～15克。水煎服，每日1剂。

（二）外治疗法

1. 瑶医滚蛋疗法

鸡蛋2个，葱白、艾叶、生姜各适量，加水750～1000毫升，煎沸煮熟，取煮好的温热蛋1个趁热在头部、额部、颈部、胸部、背部、四肢和手足心依次反复滚动热熨直至微寒为止。蛋凉后，再放入药液中加热，再滚。滚蛋后令患者盖被静卧即可。

2. 瑶医药枕疗法

将一些具有挥发性、芳香性的药物置入枕芯中做成药枕，让患儿在睡时垫于头项下治疗。

3. 瑶医药被疗法

将一些具有挥发性、芳香性的药物制成被子给患儿覆盖。

（三）民间验方

1. 内服方药

（1）过墙风、白颈蚯蚓、粽叶根各适量。水煎服，每日1剂，可祛风散邪、清热凉血。

（2）马鞍草5克，满天星、车前草、枇杷叶、竹叶、地桃花各10克。水煎服，每日1剂，可清热解毒、化痰止咳。

2. 瑶医食疗法

（1）用香枫叶、黄姜汁蒸糯米饭食用，可行气健脾、顺气润肺。

（2）两面针10克，臭牡丹根10克，瘦猪肉3～7小片。将药洗净切碎加水煎沸后再放瘦猪肉、盐适量。煮熟后喝汤吃肉，每日1剂，分3次服用。

【注意事项】

（1）保持室内空气流通、清洁舒适。

（2）保持安静，定时翻身拍背，必要时吸痰。

（3）密切观察患儿体温，及有无呼吸困难、发绀、烦躁等变化。

（4）置患儿于半卧位或抬高床头，尽量避免患儿哭闹。

（5）禁食生冷、辛辣、炙烤、肥甘厚腻等食物，忌食鹅肉、母猪肉、海鲜、菠萝、葱等发物，以免病情加重或迁延不愈。

（6）以高热量、高蛋白、高维生素而又清淡、易消化的流食、半流食物为宜。多食富含维生素的蔬菜、水果等，多饮开水。

第六节　坳起风（guh nguaz gingh buerng）/ 急惊风、慢惊风

【病名】

瑶医病名：坳起风（guh nguaz gingh buerng）。

中医病名：急惊风、慢惊风。

现代中医病名：小儿惊厥。

【概述】

坳起风，瑶语病名为 guh nguaz gingh buerng，相当于中医的急惊风、慢惊风，是以抽搐伴神昏（厥）为主要临床特征的一类疾病。按发病的急缓、症候表现的盈亏寒热，一般分为急惊风和慢惊风两类。热性、急性病引起的急惊风较为常见。急惊风起病急，症见体热神昏、手足抽搐、唇口撮动，牙关紧闭、颈项强直、角弓反张等。慢惊风多见于大病或大病之后，病势徐缓，症见面白神萎、抽搐无力，或吐或泻、嗜睡露睛，严重者有昏睡唇青、四肢逆、角弓反张等。多见于6岁以下的小儿，一般来说，凡发作次数少、持续时间短、搐停易醒者预后尚好，持续时间长或反复发作、搐止而神昏者预后较差。可见于现代医学的小儿惊厥等神经系统疾病。

【病因病机】

本病是人体受到风、痧气、瘴气或瘟疫等因素影响后发生。小儿肌肤薄弱，腠理不固，冷暖不能自调，素体差，则风邪乘虚而入，通过人体全身筋脉散播，气血运行不畅，凝滞于大筋脉，浊气上蒸，毒邪犯身。风为百病之首，善行数变，为阳邪，易于化热，风热化火，侵犯心肝，所以出现一过性高热惊厥，但热退后抽搐症状消失。若感受到痧气、瘴气或瘟疫等温热疾病，未能将温热毒邪进行及时泄热逐邪，温热毒邪由大筋脉逐渐深入小筋脉，毒邪内闭，内陷厥阴，或直犯心肝，致使人体盈亏失衡，病气盈则满，满则溢，溢则病，亦可出现昏迷抽搐。若小儿元气未

充，神志怯弱，痰邪内伏于小筋脉，患儿突然受到惊恐，惊则气乱，恐则气下，使人体气机逆乱，神志不安；或致痰涎上壅，痰蒙清窍，引动肝风而发抽搐。

慢惊风多由人体虚致内伤痨症致病。脾胃为气血生化之源，小儿脾常不足。小儿先天禀赋不足，脾气虚弱，而在大病、久病后导致脾胃虚弱，气血生化不足，致使心神与肝木失于柔养；小儿胃小且脆，容物不多，久吐久泻或后天脾胃失调，此时喂养不当则日久伤脾；或外感热病迁延日久，毒邪由大筋脉逐渐深入小筋脉，导致人体盈亏失衡，人体虚则损，损则病，发为慢惊风。

【诊断依据】

（一）诊断要点

1.病史

（1）急惊风。

①有外感风痧气、瘴气或瘟疫等病史。

②突然发病，具有"搐、搦、颤、挚、反、引、窜、视"八候中的表现，并伴有"热、痰、惊、风"四症。

（2）慢惊风。

①具有呕吐、腹泻、急惊风、解颅、佝偻病等病史。

②多起病缓慢，病程长。症见面色苍白，嗜睡无神、意识蒙眬、抽搐无力、时作时止，或两手颤动、筋惕肉瞤，脉细无力。

2.症状及体征

（1）急惊风。

主症：高热不退、面红目赤、烦渴冷饮、便秘溲赤；咳嗽，痰涎壅盛，喉中痰鸣，神志不清或昏迷；惊惕不安，夜卧不安，恐惧；牙关紧闭，二目窜视，四肢抽搐，背项强直，角弓反张；脉数。

兼症：流涕、咽赤、头痛、面色发青甚至四肢冷或皮肤发斑，喉间痰多。

舌诊：舌红、苔黄。

（2）慢惊风。

主症：形神疲惫，面色萎黄，嗜睡露睛，阵阵抽搐；四肢逆冷，手足蠕动；手足心热，肢体拘挛或强直；斜视凝望，抽搐过后恢复常态；脉细数或沉弱。

兼症：大便清稀或水样或带绿色，时有腹鸣；精神萎弱，面色㿠白，手足蠕动；虚烦疲倦，大便干结。一过性失语失聪或局部颤动。

舌诊：舌淡、苔白腻；舌绛、苔光剥；舌淡嫩。

（二）辅助检查

（1）血尿便常规检查。

（2）头颅B超检查。

（3）脑电图检查。

（4）脑脊液检查。

【治疗原则】

急惊风：以祛因为要、风亏打盈为主要治疗原则。人体感受到风、痧气、瘴气或瘟疫等，则要针对性地祛除病因，首先通过疏风散邪法、启关透窍法选择相应的打药，将积聚于体内的风邪消散；其次通过泄热逐邪法、导滞开结法选择相应的打药将体内的痧气、瘴气、瘟疫逐出体内，调节体盈亏使之平衡。配合对适当部位进行刮痧、刺血、外洗、推拿、针灸等综合性治疗。

慢惊风：以风亏盈打、捉母擒子为主要治疗原则。人体正气虚损时要针对性地进行补气益元，脾胃虚则要补脾温阳，脾肾阳虚则要温阳补肾，肾虚则要滋阴、固本培元，调节人体盈亏平衡。

【治疗方法】

急惊风治疗以祛风散邪法、启关透窍法、泄热逐邪法、导滞开结法为主，慢惊风治疗则以补益元气法、兼多应杂法为主。

【治疗方法】

（一）内服方药

症状：起病急骤，发热，头痛，鼻塞，流涕，咳嗽，咽痛，随即出现烦躁、神昏、惊风；舌红，舌苔黄，脉数。

治则：疏风清热，熄风定惊。

方药：金银花藤、地桃花根、满天星、一支箭各15～20克。水煎服，每日1剂。

（二）外治疗法

1. 瑶医刺血疗法

用三棱针刺十宣、商阳、鱼际、肺俞、肝俞等穴位放血。

2. 瑶医熏蒸疗法

浮萍、薄荷适量，捣烂，加热水泡洗澡。

3. 瑶医药推疗法

橘叶2张，食盐少许。轻症者橘叶以少许开水浸泡，重症者橘叶以净水煮沸5分钟，再将橘叶与盐共捣烂，夹入姜片中，在患儿头部、四肢部、背部进行推刮。

（三）民间验方

（1）金果榄15克，辰砂1.5克，地龙15克。上药共研为末，分2～3次以开水冲服，每日1剂，可祛风、通络、止痉。

（2）见血清（毛慈菇）12～24克。水煎服，每日1剂，可清热解毒、凉血熄风。

（3）金开涯（鸭脚草）、使心咪（虎耳草）各15克。水煎，每日1剂，分3次服用，可清热解毒、祛风镇惊。

（4）水槟榔种仁适量。嚼烂喂服，每日2～3次，可清热解毒、生津止渴、缓急柔筋。

（5）鱼腥草、桔梗、山芝麻、荷叶各15克。水煎服，每日1剂，可清热化痰、熄风定惊。

【注意事项】

（1）保持室内通风、安静，保持空气新鲜，减少刺激。

（2）注意患儿保暖，防止感冒。

（3）保证营养，不能吞咽者给予鼻饲。

（4）对于发热患儿，要注意降温，以防止体温过高再次引发惊厥。

（5）对于惊厥发作中的患儿，要采取侧卧位，将压舌板用纱布包裹放在患儿上下牙齿之间，防止咬伤舌体。

（6）患儿抽搐发作时，切忌强按压，防止扭伤筋骨。

（7）及时清除鼻腔、口腔分泌物，必要时吸痰，保持呼吸道通畅。

第七节　疳积（gam baengc）/ 疳积

【病名】

瑶医病名：疳积（gam baengc）。

中医病名：疳积。

现代医学病名：小儿消化不良。

【概述】

疳积，瑶语病名为 gam baengc，相当于中医的疳积，是以不思乳食、腹胀嗳腐、大便酸臭或便秘为主要临床特征的一类疾病。疳积是因小儿喂养不当，内伤乳食，停积胃肠，脾运失司所引起的一种小儿常见的脾胃病症。本病一年四季皆可发生。其中，夏秋季节，暑湿易于困遏脾气，发病率较高。各年龄组小儿皆可发病，但以婴幼儿多见。常在感冒、腹泻、疳病中合并出现。脾胃虚弱，先天不足以及人工喂养的婴幼儿容易反复发病。可见于现代医学的小儿消化不良等消化系统疾病。

【病因病机】

本病病因主要是乳食内积，损伤脾胃。病机为乳食不化，停积胃肠，脾运失常，气滞不行。食积可分为伤乳和伤食。伤于乳者，多因乳哺不节，食乳过量或乳液变质，冷热不调，皆能停积脾胃，壅而不化，成为乳积。伤于食者，多因饮食喂养不当，偏食嗜食，饱食无度，杂食乱投，生冷不节，食物不化，或过食肥甘厚腻及柿子、大枣等不易消化之物，停聚中焦而发病。

【诊断依据】

（一）诊断要点

（1）有伤乳、伤食史。

（2）烦躁不安，夜间哭闹，或有发热等症状。

（3）乳食不思或少思，脘腹胀痛，呕吐酸馊，大便溏泻，臭如败卵或便秘。

（二）特色诊法

甲诊：甲床面上见白斑，按之若出现短暂性白斑（小于火柴头），为脾胃虚弱且多痰之兆；若长期性白斑且白斑中心有黄点，为胃肠积热之兆。

（三）辅助检查

大便检查可见不消化食物残渣或脂肪球。

【治疗原则】

健脾消食，化积导滞。

【治疗方法】

疳积分盈症和亏症两种，对症选用不同的治疗方法。

【治疗方法】

（一）内服方药

1. 盈症（乳食内积型）

症状：乳食不思，食欲不振或拒食，脘腹胀满，疼痛拒按；或有嗳腐恶心，呕吐酸馊乳食，烦躁哭闹，夜卧不安，低热，肚腹热甚，大便秽臭，舌红苔腻。

治则：消乳消食，化积导滞。

方药：小儿疳积散〔石蚂蝗（密毛蚂蝗七）60克，饿蚂蝗30克，红背菜30克〕。精选各药，烘干，共研细粉。内服，每日3次，每次服3克。

2. 亏症（横亏夹积型）

症状：神倦乏力，面色萎黄，形体消瘦，夜寐不安，不思乳食，食则饱胀，腹满喜按，呕吐酸馊乳食，大便溏薄、夹有乳凝块或食物残渣；舌淡红，舌苔白腻，脉沉细而滑。

治则：健脾助运，消补兼施。

方药：饿蚂蝗、鸡矢藤、蚂蝗七、焦三仙、陈皮、莱菔子、鸡内金、鸟不站（鹰不扑）、甘草各10克。水煎服，每日1剂。

（二）外治疗法

1. 滚蛋疗法

鸡蛋2个，山楂、鸡内金、神曲各20克，加水煎煮沸腾15分钟后，将鸡蛋去壳，再煮3～5分钟。取出1个鸡蛋在患儿胸腹前来回滚动，蛋凉后可放入药液中加热，2个蛋轮流使用。

2. 药物外用法

（1）填脐法。

玄明粉3克，胡椒粉0.5克。上药共研细末填入脐中，外盖油布或油纸，覆盖消毒纱布，以胶布固定，每日换药1次。用于食积较重之实证。

（2）外敷法。

炒大黄30克，芒硝20克。上药共研粗末，混合装入布袋，外敷患儿脐腹部。用于食积腹胀腹痛便秘者。

【注意事项】

（1）大力提倡母乳喂养，乳贵有时，食贵有节，防止偏食、暴饮暴食等不良饮食习惯。

（2）按时添加辅食，遵循从一种到多种、循序渐进的添加原则；婴儿要及时断乳，断乳后加强喂养，保证营养供给。

（3）定期进行体格检查，发现问题及时诊断和治疗。

第五章　恶性肿瘤

第一节　岩提症（duqc）/ 癥瘕、岩症

【病名】

瑶医病名：岩提症（duqc）。

中医病名：癥瘕、岩症。

现代医学病名：肿瘤。

【概述】

岩提症，瑶语病名为 duqc，相当于中医的癥瘕、岩症，是以肿块坚硬如石、表面凸凹不平，固定不移，形如岩石，破溃后疮面中间凹陷较深，状如岩穴为主要临床特征的一类疾病。可见于现代医学的肿瘤。岩提症可分为乳石病、肝石症、肉石病、舌花、肿骨病等。

【病因病机】

瑶医认为，"恶病"责之毒与热，"缓病"责之虚与瘀。因其独特的"百病百因，百因毒为首，百病虚为根"病因认识，瑶医又有"毒虚致百病"的说法。它根据肿瘤的发病情况和临床表现，把肿瘤的病因统归为"毒"，认为肿瘤这种病是由可见和不可见的各种毒引起的，均为邪毒侵入体内弥漫全身，诸病入脉，留而不去便形成肿瘤。因为毒有不同，所以才致生不同的肿瘤。人们在感受有形之毒（如猛兽之毒、虫蛇之毒、蚊蝇之毒、鱼蟹之毒、草木之毒等）或者无形之毒（如瘴气之毒、痧气之毒、雾露之毒、时气之毒、疫疠之毒等）后，一是毒邪入体，造成人体的盈亏平衡失调，盈则满，满则溢，溢则病；二是毒邪入体，气血不能万化；三是毒邪入体，穿经走脉。毒邪侵入人体积聚不去，使人体正气受损，而随病情恶化，毒邪日盛，正气日衰，体质越虚毒邪越重，以致后期毒邪弛张不可制，而人体正气衰竭殆尽。

【诊断依据】

（一）诊断要点

（1）一般体表的岩提症在早期、中期或未溃之前多以实证为主，晚期或岩溃后则以虚证为主。

（2）症状。

局部症状：身体任何部位（如乳腺、颈部或腹部）出现逐渐增大的肿块，或者局部肿块坚硬如石，表面凸凹不平，皮色不变，推之不移，溃烂后如翻花石榴，色紫恶臭，疼痛剧烈。

全身症状：出现原因不明的消瘦，倦怠乏力，畏寒，贫血，食欲不振，发热及严重的脏器功能受损等症状。

（二）特色诊法

舌诊：舌质淡，舌苔白腻或黄腻，口唇红或紫暗。

（三）辅助检查

（1）影像学检查：包括X射线常规拍片、造影、体层等检查，CT、ECT、核磁共振检查，B型超声检查、核医学检查，等等。

（2）病理学检查：脱落细胞学检查及活组织检查。

（3）内窥镜检查：食管镜检查、纤维胃镜及纤维结肠镜检查、支气管镜检查、膀胱镜检查等。

（4）放射免疫学检查：如甲胎蛋白测定、癌胚抗原检测、EB病毒抗体检测等。

（5）医用激光诊断。

【治疗原则】

本病应以早期诊断早期治疗、防止疾病的发展为重点，以祛因为要、风亏打盈、恶病不补、捉母擒子为主要治疗原则。瑶医认为恶病的本质在于邪毒盛，应以祛毒攻邪为主，抓住其主要矛盾，去除病因，使盈亏平衡。

【治疗方法】

治疗总法以解毒除蛊法、穿经走脉法、补气益元法、祛风散邪法、兼多应杂法为主。

（一）内服方药

症状：身体任何部位（如乳腺、颈部或腹部）出现逐渐增大的肿块，或者局部肿块坚硬如石，表面凸凹不平，皮色不变，推之不移，溃烂后如翻花石榴，色紫恶臭，疼痛剧烈。重则出现原因不明的消瘦，倦怠乏力，畏寒，贫血，食欲不振，发热及严重的脏器功能受损等全身症状。

治则：祛毒攻邪。

方药一：肿瘤藤30克，夏枯草30克，三棱18克，莪术18克，延胡索20克，升麻18克，甘松12克，煅牡蛎50克，煅浙贝30克，紫花地丁18克，牛膝20克，玄参12克，沉樟30克。水煎服，每日1剂。

方药二：肿瘤藤（星毛冠盖藤）50克，五指毛桃30克，穿破石30克，紫花地丁20克，歇紧衣垂（清风藤）30克，花粉30克，虎杖30克，牛膝30克，木鳖子25克。水煎服，每日1剂。

（二）外治疗法

1.瑶医药灌肠疗法

肿瘤藤30克，夏枯草30克，三棱18克，莪术18克，延胡索20克，紫花地丁18克，甘松12克，牛膝20克，玄参12克，沉樟30克，煅牡蛎50克，煅浙贝30克。水煎至100毫升灌肠，每日1次。可用于治疗肠癌、宫颈癌。

2.瑶医外洗方

方药一：半枝莲、蛇舌草、苦参、百部、黄柏、刺莲（芡实）各20克，大茶叶、穿心莲各10克，硇砂（赤砂）2克。水煎外洗。可用于治疗宫颈癌。

方药二：苦参、千里光、大茶叶、半枝莲、蛇舌草、黑栀子、了哥王、大黄、山茶各20克，芒硝50克，硇砂3克。水煎外洗。可用于治疗阴道癌。

（三）民间验方

（1）白花蛇舌草20克，半边旗15克，虫牙药（三叶香茶菜）、猛老虎（白花丹）各10克。水煎服，每日1剂。可用于治疗肝癌。

（2）①商陆、半夏、南星、狼毒、雪上一枝蒿（上药均炒黄）及断肠草（晒干）各等份。②半枝莲、半边莲、田基黄、郁金、白花蛇舌草、马鞭草、穿破石、鸡骨草、虎杖、金钱风、金银花、青皮、陈皮、丹参、当归、黄芩、黄柏、黄连、山栀子、桑白皮各适量。将以上两方分别研末，①和②按1∶10配制，混匀，每次取药末3～5克内服，每日3次。可用于治疗肝癌。

（3）①细辛、穿山甲（炮）各适量。②生桐油、生石膏（研末）各适量。将①研末每次服5克，②调匀外敷肿瘤患处。可用于治疗岩症所致的疼痛。

（4）大贝、龙葵、扛板归、鱼腥草、白花蛇舌草、金银花、芦根、青蛙腿、黄药子、猫爪草、全蝎、独角莲、千里光、内金、香附、半枝莲、乌桕、水杨梅、延胡索各15克，瓦楞子、海蛤粉各20克，蜈蚣3条。水煎服，每日1剂。可治疗胃癌。

（5）翠云草、茵陈、龙葵、扛板归、垂盆草、田基黄、川楝子、大贝、千里光、夏枯草、延胡索、乌柏、钱排树各15克，托盘根20克，鸡骨草、王毛草各10克。可用于肝癌的治疗。

（6）半枝莲、白花蛇舌草、金银花、紫花地丁、白茅根、凤尾草、金钱草各20克，大黄10克，翻白草15克。水煎服，每日1剂。可用于治疗岩症。

（7）大贝、龙葵、千里光、夏枯草、过糖藕、蛇不过（扛板归）、白花蛇舌草、大蓟小蓟、黄药子、紫花地丁、山慈菇、重楼各15克，青蛙腿、香附、延胡索、海蛤粉、半枝莲、鱼腥草、金银花、牡蛎、连翘各20克，山豆丁10克。水煎服，每日1剂。可用于治疗宫颈癌。

【注意事项】

（1）调畅情志，保持心情舒畅、乐观，树立信心。

（2）适当运动，增强机体抵抗力，避免受风寒。

（3）饮食应以清淡而富有营养为主，要比正常人多增加20%的蛋白质摄入量。多食蔬菜水果，忌食辛辣厚味。

第二节　鼻痔（mbuqc kuotv ding baengc、mbuqc kotv ngamh）/ 鼻渊

【病名】

瑶医病名：鼻痔（mbuqc kuotv ding baengc、mbuqc kotv ngamh）。

中医病名：鼻渊。

现代医学病名：鼻咽癌。

【概述】

鼻痔，瑶医又称上石疽，瑶语病名为mbuqc kuotv ding baengc、mbuqc kotv ngamh，相当于中医的鼻渊，系发生于鼻咽腔内的恶性肿瘤。可见于现代医学的鼻咽癌。该病有明显的地区性，虽见于五大洲许多国家和地区，但发病率较低（大约1/10万），而中国南方的广东、广西、湖南等地发病率较高，特别是广东中南部地区发病率较高（男性为25.2/10万，女性为12.11/10万）。据报道，操粤语的人群发病率在（30～50）/10万。鼻咽癌为中国十大恶性肿瘤之一，居第八位，由于其发病部

位较隐蔽，恶性程度较高，给人们生命带来严重威胁。

【病因病机】

瑶医认为，家族易感性、特殊的地域环境、大气污染、瘴气传播，都会导致本病的发生。另外，本病的发生也与精神、饮食习惯、劳作及外伤等因素有关。当机体受到了风、寒、暑、湿、燥、火邪的侵袭，或者是瘴气、疫毒、蛊毒等邪气的影响，机体通过鼻子将毒邪吸入人体，再通过百脉而运行周身，导致气泄不通，日久停滞于"鼻关"，进而导致本病的发生。

现代医学认为鼻咽癌发病与EB病毒、环境与饮食、遗传因素、化学因素等有关。上诉致病因素一旦影响人体，内环境遭到破坏，导致发生一系列病理性改变即发病。

【诊断依据】

（一）诊断要点

流血涕或浓涕、鼻出血、鼻塞不通；头痛或偏头痛、后枕颈项疼痛；耳鸣、耳聋、单侧或双侧耳道堵塞或溢脓血；口眼㖞斜、斜视、复视甚至失明；颈部肿胀包块，眼球突出，以及远端转移，如骨、肺、肝等部位的转移症状。

（二）特色诊法

1.望诊

（1）目诊：在眼睛的12点方位，白睛血管呈螺旋状或叶脉状改变，或出现2条并列的血管，或见"V"形、"U"形血管充血。

（2）甲诊：①十指外观苍白、干枯、无光泽，以大拇指和食指为著。

②甲色（除外伤所致）青紫或表面凹凸不平，或出现片状、条索状黑褐色瘀斑则表明有肿瘤转移的可能。

（3）面诊：鼻翼是否对称，鼻腔内是否看到赘生物，有无出血及分泌物。

2.闻诊

有无腐臭味。

3.摸诊

颈部、颌下及锁骨上有无肿块。

（三）辅助检查

（1）实验室检查：常规检查、血生化VCA抗体、抗EB病毒决定性抗原（VCA、EA、MA、CFS EBNA）的高滴度抗体、EB病毒壳抗原免疫球蛋白A抗体（EBV-VCA-IgA）检测。

（2）影像学检查：X射线、CT或MRI扫描、ECT、PET/CT。

（3）鼻咽镜检查。

【治疗原则】

瑶医生理病理理论中有"鼻关总窍论"，认为鼻是各个孔窍的总领，人体在睡眠和休息状态下，眼睛可以闭目休息，耳朵可以静音避噪，口舌可以闭而不言，唯有鼻因为具有特殊的生理功能而昼夜不能停止功能活动，时刻都与外界保持着气体交换，从病理角度讲，鼻是外邪入侵的必由之门，天地间的有害物可通过鼻窍进入人体而致病。瑶医认为恶病的本质在于邪毒盛，应以祛毒攻邪为主，调和盈亏，启关诱窍，导痰排毒。

【治疗方法】

（一）内服方药

1. 盈亏不显期

症状：鼻塞，流涕，涕中带血，咳痰黏稠，头重头痛，耳鸣耳闭，烦躁易怒，夜寐差，口舌咽干，食少便秘，小便短赤，舌暗红、苔黄腻或舌红少苔，脉弦滑。

治则：调和盈亏，启关透窍，导痰排毒。

方药：

①主方。

方药一：复方穿山虎胶囊（了哥王、金锁匙、猫爪草、水牛角、全蝎、蜈蚣、穿山甲、通城虎、三七、延胡索、虎杖、半边莲、鱼腥草、鹿角等）。每日3次，每次6粒，早饭、中饭、晚饭后30分钟口服。

方药二：复方珍珠莲颗粒（金荞麦、金锁匙、山慈菇、少年红、白花蛇舌草、青蛙腿、瓜蒌、浙贝母、救必应、半枝莲、青蒿等）。每日多次外涂患处，视病情亦可少量内服。

方药三：通络消肿酒（苏木、冰片、细辛、救必应、三叉苦、过江龙等）。每日多次外涂患处，视病情易可少量内服。

方药四：消瘤止痛贴膏（救必应、制马钱子、醋没药、醋乳香、制川乌、制草乌、冰片、人工牛黄、醋延胡索、细辛、木鳖子、金耳环、通城虎、蟾酥等）。外贴患处，2～3天更换1次。

②辅方。

鼻咽癌饮液方（刺莲、千打锤、辛夷花、苍耳子、石上柏、葵扇子、海蛤壳、青蛙腿、鬼点火等）。每日1剂，水煎至450～500毫升，分3次于早饭、中饭、晚饭后30分钟温服。

2.盈盛而亏不显症

症状：涕中带脓血，间断发热，耳内胀痛或耳道流脓，听力下降，头痛眩晕，颈部瘰疬，口歪面麻，口干咽燥，食少便秘，尿黄，舌暗或有紫斑、苔黄，脉弦数。

治则：泄毒导痰，穿筋走脉，启关透窍，调和盈亏。

方药：

①主方。

方药一：复方穿山虎胶囊。每日3次，每次6粒，早饭、中饭、晚饭后30分钟口服。

方药二：复方珍珠莲颗粒。每日3次，每次1包，早饭、中饭、晚饭后30分钟与方药一药物同服。

方药三：通络消肿酒。每日多次外涂患处，视病情亦可少量内服。

方药四：消瘤止痛贴膏。外贴患处，2～3日更换1次。

②辅方。

鼻咽癌饮液1号方（刺莲、射干、千打锤、大贝、葵扇子、救必应、水牛角、野菊花、青蛙腿、槐角等）。每日1剂，水煎至450～500毫升，分3次于早饭、中饭、晚饭后30分钟温服。

3.盈更盛而亏更著症

症状：鼻干不适，耳鸣头晕，神疲乏力，厌食，失眠，口干舌燥，颈部瘰疬，视物模糊，颈部肿胀（或伴放射性炎症），舌红无苔，脉沉细。

治则：解毒除蛊，兼多应杂，调和盈亏，祛毒务尽。

方药：细辛山甲止痛粉〔细辛、穿山甲（炮）各适量〕。两药共研末，每次服30克，以温开水送服，每日1～3次。

（二）外治疗法

鼻吸法是将一定的药物制成粉末吸入鼻内，使药末直接作用于鼻黏膜，以治疗疾病的方法。由于本法所使用的药物多为芳香走窜之品，吸入鼻腔中，对黏膜产生强烈的刺激作用，因此多伴有喷嚏反应。"嚏"使内脏气机强烈运动，能激发脑神之气，通关开窍，激发身体诸气的运行，对机体的气机有极强的鼓舞作用。

将所选药物研成细末，患者噙水一口，用棉棒蘸取药末少许置于鼻孔处，将药末吸入鼻腔。药末入鼻腔后常可出现喷嚏、流涕、溢泪等反应。反应愈明显者，疗效也愈佳。每月治疗1～3次，根据病情轻重缓急而定。基本药物有千里光、千打锤（白花蛇舌草）、白芷、蛇不过、金耳环、木香等。

【注意事项】

（1）防止感冒。

（2）注意口腔卫生，餐后及时漱口或刷牙，推荐使用含氟牙膏，有条件者每年洁齿1次。

（3）避免冷风刺激和烈日暴晒、热敷、衣领摩擦、搔抓等。

（4）进行以张口训练为主的功能锻炼。

（5）定期复查，终身随诊。一般情况下在治疗结束后1～3年内，每3个月复查1次；第4～5年内每4～5个月复查1次，最长不超过6个月；5年后每年复查1次。

（6）饮食搭配要遵循"三高一低"的原则。"三高"指高维生素、高蛋白、高热量，如瘦肉、海产品、新鲜水果、蔬菜等；"一低"指是低脂肪。进食要以清淡易消化食物为主，忌油腻及辛辣，尽量做得味美醇正，使患者易于接受。

第三节 泵提（pom ngamh）/ 肺癌

【病名】

瑶医病名：泵提（pom ngamh）。

中医病名：肺癌。

现代医学病名：肺癌。

【概述】

泵提，瑶医又称息贲、肺积，瑶语病名为 pom ngamh，相当于中医的肺癌，系指发于支气管黏膜和肺泡的恶性肿瘤。可见于现代医学的肺癌。本病是一种致死率极高的恶性病，已成为一个严重危害公共健康的大问题。最新数据显示，肺癌位居恶性肿瘤之首，全球年增120万例患者，我国每年有40万人发病，发病率高达61.4/10万，与30年前相比死亡率上升了46.8%，死亡人数占恶性肿瘤的22%。男性比女性发病率高，病患中男女比例约为2.3：1，好发于40岁以上有长期吸烟史的男性，近年来女性、被动吸烟者患病人数也逐年增多。

【病因病机】

瑶医认为，本病因毒邪深陷，盈亏失和，肺气机不利，宣降失司，气滞血瘀，津液不布，聚而为痰，痰瘀互结而成。现代医学认为，本病与吸烟、职业性致癌因子（如砷、石棉、镍、煤焦油、电离辐射、大气污染、环境污染）、遗传等因素有关，人体免疫力下降，内环境遭到破坏而发病。

【诊断依据】

（一）诊断要点

早期常无症状，或可见相应的症状，如咳嗽、咳血、胸痛、咳痰、发热、痰中带血、胸闷气短、胸痛、背痛、声音嘶哑、吞咽困难、呼吸困难及浅表淋巴结肿大。癌细胞发生转移时会出现相应部位的症状。

（二）特色诊法

（1）目诊：在左眼的11～12点钟和右眼的1～2点钟处，白睛血管呈螺旋状或者叶脉状改变，有雾斑，或见 "V" 形、"U" 形血管充血。

（2）甲诊：十指外观苍白、干枯、无光泽，尤其以大拇指和食指为著。如出现甲色青紫（除外伤所致）或表面凹凸不平，或出现片状、条索状黑褐色瘀斑，表明有肿瘤转移的可能。

（三）辅助检查

（1）影像学检查：X射线、CT或MRI检查，骨扫描或PET/CT检查。

（2）内窥镜检查。

（3）其他检查：痰液细胞学检查、经胸壁肺内肿物穿刺针吸活检术（TTNA）、胸腔穿刺术、胸模活检术、浅表淋巴活检术。

（4）血液免疫生化检查。

①血液生化检查：血钙、血浆碱性磷酸酶、谷草转氨酶、乳酸脱氢酶、胆红素。

②血液肿瘤标志物检查：癌胚抗原、神经特异性烯醇化酶、细胞角蛋白片段19、鳞状细胞癌抗原。

（5）组织学检查。

【治疗原则】

本病治疗以解毒除蛊、清热泄毒、导痰清肺、调和盈亏为主。

【治疗方法】

（一）内服方药

1. 盈亏不显症

症状：咳嗽，咳血，胸痛，发热，胸闷气短，或咽干声哑，食欲不振，心烦少寐，二便尚可，舌红或暗红，舌苔黄，脉细数。

治则：清热泄毒，导痰清肺，调和盈亏。

方药：

①主方。

方药一：复方不出林胶囊（不出林、救必应、咳嗽草、鱼腥草、棕籽、醋制延胡索、川贝母、天冬、全蝎、蜈蚣、龙葵等）。每日3次，每次6～8粒，早饭、中饭、晚饭后30分钟口服。

方药二：复方珍珠莲颗粒（金荞麦、金锁匙、山慈菇、少年红、白花蛇舌草、青蛙腿、瓜蒌、浙贝母、救必应、半枝莲、青蒿等）。每日3次，每次1包，早饭、中饭、晚饭后30分钟与方药一药物同服。

方药三：通络消肿酒（苏木、冰片、细辛、救必应、三叉苦、过江龙等）。每日多次外涂患处，视病情亦可少量内服。

方药四：消瘤止痛贴膏（救必应、制马钱子、醋没药、醋乳香、制川乌、制草乌、冰片、人工牛黄、醋延胡索、细辛、木鳖子、金耳环、通城虎、蟾酥等）。外贴患处，2～3日更换1次。

②辅方。

肺癌饮液方〔鸟不站（鹰不扑）、少年红、不出林、大贝、青蛙腿、棕籽、海浮石、鱼腥草、葵扇子等〕。每日1剂，水煎至450～500毫升，分3次于早饭、中饭、晚饭后30分钟温服。

2. 盈盛而亏不著症

症状：胸痛喘憋，持续发热，咳痰不爽，痰中带血，颈部、纵隔淋巴结肿大，口干咽燥，食欲缺乏，心烦少寐，便秘尿黄赤，舌质暗、有瘀斑，脉弦数。

治则：除热泄毒，导痰打瘀，调和盈亏。

方药：

①主方。

方药一：复方不出林胶囊。每日3次，每次6～8粒，早饭、中饭、晚饭后30分钟口服。

方药二：复方珍珠莲颗粒。每日3次，每次1包，早饭、中饭、晚饭后30分钟与方药一药物同服。

方药三：通络消肿酒。每日多次外涂患处，视病情亦可少量内服。

方药四：消瘤止痛贴膏。外贴患处，2～3日更换1次。

②辅方。

肺癌饮液1号方〔刺莲、石上柏、救必应、青蒿、葵扇子、鸟不站（鹰不扑）、少年红、水牛角、大贝、海浮石、鱼腥草、蛇胆等〕。每日1剂，水煎至450～500毫升，分3次于早饭、中饭、晚饭后30分钟温服。

3. 盈更盛而亏更著病

症状：胸闷，咳嗽气喘，纵隔淋巴肿大，胸腔积液，心包积液，颈面部水肿，咳嗽咳血，神疲乏力，面色晄白，自汗或盗汗，食少，大便不调，尿少（术后放、化疗后肿瘤转移），舌质暗红或绛，舌苔少或光剥，脉沉细或细数。

治则：解毒除蛊，调和盈亏，除恶务尽。

方药：

方药一：复方不出林胶囊。每日3次，每次6～8粒，早饭、中饭、晚饭后30分钟口服。

方药二：利水胶囊（猪苓、泽泻、蝼蛄、牵牛子、大腹皮、积雪草、泽兰、马鞭草、车前子、甘遂、金沙藤等）。每日3次，每次3粒或4粒，早饭、中饭、晚饭后30分钟与方药一的药物同服。

方药三：通络消肿酒。每日多次外涂患处，视病情亦可少量内服。

方药四：消瘤止痛贴膏。外贴患处，2～3日更换1次。

（二）外治疗法

1. 瑶医清鼻疗法

清鼻疗法是瑶医的一种便捷、高效的给药途径，它是通过鼻黏膜的吸收、肺泡气体的交换，使药物迅速进入血液吸收，达到高效治病的目的。瑶医的"鼻关总窍论"认为，病从鼻入，经鼻给药是治病求本的具体表现。患者取平卧位，头向上仰，使鼻道充分打开，首先用生理盐水清洗鼻腔，然后将根据病情配制好的药粉吹入鼻腔，可打通全身官窍。每日早、晚各1次，1个月为一个疗程。

2. 瑶医蟒针通络疗法

瑶医蟒针通络疗法一般根据病情选穴施针，主要选择本经穴、相表里的经穴及任脉、督脉、阳明经穴，采用透穴针法，穿经走脉，打通一身上下之气通，既能缓解症状，又能疏通激发经络之正气，祛除病邪，显效迅速。常用穴位有肺俞透膈俞、尺泽透列缺、手三里透阳溪、子宫透中庭、足三里透下巨虚等。

【注意事项】

（1）保持居住环境空气清新，避免烟尘等刺激性之物，禁止吸烟。

（2）保持呼吸道通畅，学会正确有效的咳痰方法。

（3）掌握服药注意事项，遵医嘱用药，不可随意增减药量或停药。

（4）适当活动，不宜过劳，以不感到乏力为主，可选择慢走、太极拳、气功、呼吸操等；避免到人多空气不洁处。

（5）定期复诊，如出现咳嗽、胸痛加重、大咯血情况时应及时就医。

（6）多吃新鲜蔬菜和水果，如绿色、黄色、红色的蔬菜及黑木耳、柠檬、大枣等，少食生、冷、硬、辛辣、酒等刺激性食物。

第四节　胃石病（mbuoqc ngamh）/ 胃癌

【病名】

瑶医病名：胃石病（mbuoqc ngamh）。

中医病名：胃癌。

现代医学病名：胃癌。

【概述】

胃石病，瑶语病名为 mbuoqc ngamh，相当于中医的胃癌，是以上腹疼痛，食欲不振，嗳气、泛酸，恶心，时有呕吐，腹泻，消化道出血，黑便，进行性贫血，多数伴有消瘦乏力，体重减轻等为主要临床特征的一类疾病。可见于现代医学的胃癌。此病起源于胃上皮的恶性肿瘤，是最常见的恶性肿瘤之一。胃癌的发病率在不同国家、不同地区差异很大。日本、智利、芬兰等为高发国家，而美国、新西兰、澳大利亚等国家则发病率较低，两者发病率可相差10倍以上。我国属胃癌高发区，其中以西北地区最高，东北部、北部、东部地区次之，中南地区、西南地区最低。胃癌多发于40岁以上人群，男女之比约为3.6∶1。

【病因病机】

瑶医认为，本病的发生主要与饮食不节、脾胃失和有关。因病从口入，过量饮酒，喜食辛辣或肥甘厚味，伤及胃肠，久而脾胃失和，肝失疏泄，脾失健运，胃失和降，气滞血瘀，或久病虚实夹攻，脾胃受损，痰湿内生，气结血瘀、痰凝于胃，盈亏失衡而成。

【诊断依据】

（一）诊断要点

上腹部饱胀或隐痛不适；腹泻，约10%患者有腹泻，每日2～4次，伴有泛酸、嗳气、恶心、偶有呕吐、食欲不振、黑便等；梗阻好发于膨胀性胃癌；上消化道出血，表现为黑便或呕血；全身症状多伴有消瘦、乏力、体重减轻等，后期伴有贫血、下肢浮肿、发热、恶病质等。

（二）特色诊法

（1）目诊：在右眼10～11点钟、左眼的1～2点钟位置，白睛上半球黏膜表层血管呈横行走向，白睛颜色苍白，呆滞，或黄染，眼球巩膜有薄雾形状阴影圈，中间有黑色瘀点，即为胃癌的征象，或见"V"形、"U"形血管充血。

（2）甲诊：指甲形状呈串珠或匙状甲。指甲色泽白，带青或发黑：右中指属脾胃，按压右中指可见。

（3）面诊：面部色暗、无光泽。

（4）闻诊：无异常味道或有口臭。

（5）摸诊：颈部锁骨上有无肿块。

（三）辅助检查

（1）内镜检查：如胃镜检查、超声胃镜检查、腹腔镜检查。

（2）生化检查：①酶及同工酶（ALP）检查。将血清ALP分成5个同工酶带，出现ALPO说明有肝转移。②乳酸脱氢酶及葡萄糖苷酸检查。结果大部分为阳性。③胃蛋白酶原1、唾液酸转移酶检查。80%患者有增高。

（3）癌胚抗原（CEA）阳性，特定时期胚胎抗原（SSEA-1）阳性。

（4）组织病理学诊断。

【治疗原则】

泄毒消瘤，化痰祛邪，攻毒抑癌。

【治疗方法】

1. 盈亏不显症

症状：进食不畅，胃部灼热灼痛，食后痛剧，或泛酸，呕吐，口苦，心烦，嗳气陈腐，呃逆，舌红，苔薄白，脉沉细或弦细。

治则：调节脾胃，泄毒消瘤，化痰祛邪。

方药一：复方独角柏胶囊（救必应、溪黄草、翠云草、田基黄、水杨梅、扛板归、鱼腥草、红柏、全蝎、蜈蚣、三七、鸡内金、浙贝母、延胡索等）。每日3次，每次6～8粒，早饭、中饭、晚饭后30分钟口服。

方药二：复方金锁匙颗粒（金锁匙、黄龙退壳、虎杖、赤芍、瓦楞子、浙贝母、青皮、垂盆草、田基黄、壁虎等）。每日3次，每次1包，早饭、中饭、晚饭后30分钟与方药一的药物同服。

2. 盈更盛而亏更著症

症状：癌症晚期或术后复发转移，体虚乏力，面色㿠白，胃脘饱胀或疼痛隐隐，呕吐，腹痛，重度贫血，自汗盗汗，形寒肢冷，面浮肢肿，舌淡苔滑腻，脉细而弱。

治则：攻毒抑癌，益气养阳。

方药：生大黄3克，仙鹤草10克。水煎至150毫升，每日分3次服，能及时止血、止痛。

【注意事项】

（1）减轻患者痛苦，改善生活质量，延长生存期，包括镇痛、纠正贫血、改善食欲、改善营养状态、缓解梗阻、控制腹水、心理治疗等。

（2）改变饮食结构，多食蔬菜、水果、豆类食物及牛奶、鲜鱼、肉、蛋。

（3）改变不良饮食习惯，避免暴饮暴食、三餐不定时；进食不宜过快、过烫、过硬；少食熏腌食品，避免高盐饮食。

（4）少饮烈性酒，不吸烟。

（5）做好粮食的防霉去霉工作，保护饮用水的卫生。

第五节 肠结石（gangh ngamh）/肠癌

【病名】

瑶医病名：肠结石（gangh ngamh）。

中医病名：肠癌。

现代医学病名：大肠癌。

【概述】

肠结石，瑶语病名为gangh ngamh，相当于中医的肠癌，是以排便习惯及粪便性状改变、腹痛、肛门坠痛、里急后重、腹内结块、消瘦为主要临床特征的一类疾病。可见于现代医学的大肠癌。大肠癌为结肠癌、直肠癌、肛门癌等癌症的统称，系指发生在直肠、阑尾、升结肠、横结肠、乙状结肠、直肠及肛门等部位的恶性肿瘤，是我国常见恶性肿瘤之一，好发于45岁左右的男性，患者男女比例为3∶1，死亡率较高，并呈逐年上升趋势。

【病因病机】

瑶医认为主要是饮食不节，嗜好烟酒，过食炙烤、辛辣肥腻，使得湿热蕴毒用蕴塞肠中，气道不通，结瘀于下，久致阳明失调，肠道阻塞，进而结而为肠肿瘤。

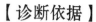

【诊断依据】

（一）诊断要点

腹痛及腹部不适，如腹部隐痛、右侧腹饱胀、恶心、呕吐及食欲不振等；腹部肿块一般形状不规则，质地较硬，表面呈结节状，排便习惯及粪便性改变；肠梗阻和肠穿孔；因肠腔内肿块填塞，肠管本身较窄或肠腔外粘连、压迫所致。

（二）特色诊法

（1）目诊：在右眼的6～7点钟、左眼的5～6点钟位置，巩膜与球结膜间的血管呈横行走向，或见"V"形、"U"形血管充血。

（2）甲诊：指甲形状呈裂甲，软甲。甲色白带青。

（3）面诊：面黄无华，表情痛苦，慢性病容。

（4）闻诊：无特殊气味及臭味。

（5）摸诊：颈部及锁骨上有无肿块。

（三）辅助检查

（1）大便隐血试验。

（2）血红蛋白检查。

（3）癌胚抗原（CEA）检查。

（4）单抗CA50放射免疫测定。

（5）影像学检查：①超声切面显像检查；②X射线检查；③CT检查；④肠镜检查。

（6）病理切片检查。

【治疗原则】

泄毒祛瘀，解毒除蛊，宽肠散结。

【治疗方法】

（一）内服方药

症状：腹部阵痛，大便脓血，里急后重，肛门灼热或有发热，腹部包块，舌质红、苔黄腻，脉滑数。

治法：泄毒祛瘀，清热化湿，宽肠散结。主治盈亏不显症。

方药：肠癌饮液方（刺莲、飞扬草、卷柏、天葵子、水杨梅、蛇不过、葵扇子、白头翁、蛇六谷等）。每日1剂，水煎，分早、中、晚3次服用。

（二）外治疗法

1.局部熏洗疗法

（1）基本药物：八角莲、一点血、救必应、两面针、鸟不站（鹰不扑）、金锁匙、南蛇藤等。

（2）操作方法。每剂药加水10升左右，煎沸15～30分钟，过滤去渣，倒入盆内，趁热把患处放在药液上熏蒸，也可用毛巾浸湿药液敷于患处或用100毫升药液灌肠。每日1次或2次，每次1～2小时。翌日熏洗仍用原汤剂加热，汤剂减少可适量加水。每剂药在春季和秋季熏洗3～4天、冬季熏洗5～6天、夏季熏洗1～2天即应弃陈更新。熏洗时，可先以热气熏蒸，待汤液降至50～70 ℃时再浸洗。为使药力持久，也可用两条毛巾浸药，更替温敷患处。

【注意事项】

（1）养成良好的饮食习惯，大肠癌患者应尽量避免辛辣刺激性食物和煎炸食物，忌用辣椒、生葱、韭菜等。

（2）忌烟酒，应适当控制脂肪的摄入量，适当进食蔬菜、水果等富含维生素和纤维素的食物，保证大便通畅。

（3）训练病人养成定时排便习惯，每日清晨喝1杯凉开水，刺激排便或者人工往肛门（近端）注入少量生理盐水引起排便。

（4）适当进行体育运动亦有助于调节排便。

（5）接受人造肛门术患者的饮食，在手术后的初期应清淡及易消化、营养合理，然后逐步恢复到正常饮食；大蒜、洋葱、青蒜、韭菜、豆类、咖喱、啤酒、羊肉等食物容易产生胀气和臭味，给患者带来不适，应尽量少吃或不吃。

第六节　权提（hlan ngamh）/肝癌

【病名】

瑶医病名：权提（hlan ngamh）。

中医病名：肝癌。

现代医学病名：原发性肝癌。

【概述】

权提，又称为肝石病、癖黄、肝积，瑶语病名为hlan ngamh，相当于中医的肝癌，系指原发于肝细胞或肝内胆管上皮细胞的恶性肿瘤，初期症状并不明显，晚期主要表现为肝区疼痛、乏力、消瘦、黄疸、腹水等症状。可见于现代医学的原发性肝癌。权提是最常见的消化系统恶性肿瘤之一，严重威胁人民群众的生命及健康。男性发病率高于女性，全世界每年新发肝癌患者60多万例，东亚及环太平洋地区是肝癌高发地区，我国新发肝癌人数占全球人数一半以上。

肝癌分为三种类型，即巨块型、结节型和弥漫型。病理组织学可分为肝细胞性肝癌、胆管型细胞癌、混合型肝癌。

【病因病机】

瑶医认为该病因蓄毒不祛，饮食不节，疲劳过度，或情志抑郁，肝郁脾虚，瘀血停滞，毒邪内蕴，累结而成。

现代医学认为肝癌一般是在长期慢性肝病的基础上发生的，主要是乙型和丙型肝炎病毒感染导致的慢性病毒性肝炎演变为肝硬化。同时，与饮水污染有密切关系，黄曲霉菌也可导致肝癌的发生。

【诊断依据】

（一）诊断要点

肝区疼痛，呈持续性疼痛，间歇性加剧，疼痛多呈胀痛、刺痛、钝痛、隐痛等。消化道症状表现为胃纳减退，消化不良，腹胀，恶心，呕吐，腹泻等；乏力，进行性消瘦，可出现全身衰弱，晚期可出现恶病质。低热，体温为37～38 ℃，又称癌烧。转移灶症状表现为，可转移至肺、肾上腺、胃、腹膜、脑等器官，出现相应的症状。

（二）特色诊法

（1）甲诊：指甲形状可见肥厚甲、横纹甲、杵状指甲，指甲苍白伴有条纹或横纹。甲色青带黑。

（2）目诊：在右眼的11～12点钟、左眼的12～1点钟位置见黑点，即血管末端的黑色瘀点，或与雾斑相间出现，或见"V"形、"U"形血管充血。

（三）辅助检查

（1）实验室检查。① 甲胎蛋白（AFP）大于200毫克/升持续8周以上，或大于400毫克/升持续4周以上，在排除活动性肝病及生殖胚胎癌可能性后，可诊断为原发性肝癌。②酶谱包括γ-谷氨酰转肽酶（GGT）及其同工酶、α-L-岩藻苷酶（AFU）、异常凝血酶原（DCP）、高尔基体蛋白73（GP73）、癌胚抗原（CEA）和糖类抗原CA19-9等异常增高。

（2）影像学检查。超声波检查、计算机断层照相（CT）、磁共振（MRI或MR）、选择性肝动脉造影（DSA）、正电子发射计算机断层成像（PET/CT）、发射单光子计算机断层扫描仪（ECT）。

（3）肝穿刺活检。

【治疗原则】

疏肝散结，开郁化滞，泄毒消瘤，调节盈亏。

【治疗方法】

1. 盈亏不显症

症状：胸闷不舒，胁下痞块，痛引腰背，入夜更剧，烦躁易怒，腹胀腹满，身目俱黄，口苦，尿赤，舌苔黄厚，脉弦数。

治则：疏肝散结，开郁化滞，泄毒消瘤。

方药：黄龙退壳、鬼箭羽、虎杖、蛇不过、野辣椒、石上柏、鸡骨草、红柏等各适量。水煎，每日1剂，分早、中、晚3次服用。

2. 盈盛而亏不著症

症状：肝癌术后复发，或介入后肿瘤增大，病势加剧，发热汗出，心烦易怒，痞块巨大，胁痛刺痛，腹胀，身黄，咽干口苦，便干，尿赤，舌质红绛、苔薄黄、有瘀斑，脉弦数。

治则：泄毒祛瘀，化滞消瘤，清肝扶正。

方药：蚂蝗祛瘀消肿汤（蚂蝗七15克、五指毛桃30克、八月泡30克、金钱风15克）。水煎服，每日1剂，7日为一个疗程。

3. 盈更盛而亏更著症

症状：腹胀，腹大如鼓，低热盗汗，腹痛，消瘦，恶心纳少，烦躁易怒，身目俱黄，便干，尿赤，术后或加入后病情加重，有恶病质出现，舌质红苔腻，脉弦数。

治则：泄毒消瘤，健脾利湿，标本兼治。

方药：柴胡15克，白芍45克，郁金15克，延胡索15克，山栀根30克，绣花针30克，白花蛇舌草30克，重楼10克，水石榴20克，五指毛桃20克，苏木35克，鸡骨草30克，下沉香10克。每日1剂，水煎至450毫升，分早、中、晚3次温服。

【注意事项】

（1）保持良好的心态，尽量减轻精神压力，也不要放纵自己，以舒适自然、保持平常心为宜。

（2）注意休息，控制生活节奏，可进行适度的体育锻炼，如打太极拳。

（3）肝癌患者千万要忌酒。

（4）不宜过食油腻食品，不吃生冷食物，以免造成肠道感染，加重对肝脏的损害。

（5）肝功能尚好的患者，宜进食高蛋白质、高维生素类食物，碳水化合物摄取要适量，不可过多。

（6）肝功能失代偿期特别是黄疸期患者，大多食欲不振、厌油腻，此时饮食应以清淡为主，并保持足够的热量，但要注意适当地补充蛋白质（如牛奶、蛋、瘦肉、鱼、豆腐、蘑菇等）。

（7）合并肝硬化患者要注意吃松软的、少渣的、易消化的食物，如龙须面、米粥、肉末等，并多吃新鲜蔬菜和水果。

（8）有食管静脉曲张的患者应禁食含纤维素较粗较多的芹菜、竹笋及粗糙、难消化的食物（如油炸食物、酱牛肉、辣椒等）。

（9）有肝功能衰竭倾向、肝昏迷倾向的患者一定要低蛋白饮食，以防止蛋白质食物在肠道分解时产生过多氨气，从而对大脑造成伤害。

（10）与医生保持良好的沟通，按时服药，定期复查。